電子書籍のダウンロード方法

電子書籍のご案内
「京都廣川 e-book」アプリより本書の電子版をご利用いただけ
(iOS/Android 対応)

電子書籍のダウンロード方法
※既にアプリをお持ちの方は④へ

① ストアから「京都廣川 e-book」アプリをダウンロード
② アプリ開始時に表示されるアドレス登録画面よりメールアドレスを登録
③ 登録したメールアドレスに届いた 6 ケタの PIN コードを入力
　→登録完了
④ 下記 QR コードを読み取り,チケットコード認証フォームに
　アプリへ登録したメールアドレス・下記チケットコードなど必須項目を入力
　登録したメールアドレスに届いた再認証フォームにチケットコード・メールアドレスを再度入力し
　認証を行う
⑤ アプリを開き画面下タブ「WEB 書庫」より該当コンテンツをダウンロード
⑥ アプリ内の画面下タブ「本棚」より閲覧可

チケットコード
チケットコード認証フォーム
URL：https://ticket.keyring.net/vVXnUFE2SNc3in8Xvx6X3USxlnVgbi3F
書籍名：パザパ薬学演習シリーズ 9　生物薬剤学演習 第 2 版

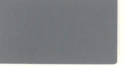

チケットコード：　　　　　　　　　　　　　　　←スクラッチしてください

注意事項
・チケットコードは再発行できませんので,大切に保管をお願いいたします
・共有可能デバイス：2
・iOS/Android 対応
・チケットコード認証フォームに必須項目を入力してもメールが届かない場合,迷惑メールなどに入って
　いないかご確認ください
・「@keyring.net」のドメインからのメールを受信できるよう設定をお願いいたします
・上記をお試しいただいてもメールが届かない場合は,入力したメールアドレスが間違っている可能性が
　あるため,再度チケットコード認証フォームから正しいメールアドレスでご入力をお願いいたします

京都廣川 "パザパ" 薬学演習シリーズ ⑨

pas à pas

生物薬剤学演習
〔第2版〕

武蔵野大学教授 　伊藤　清美
東京理科大学教授　荻原　琢男　共著
東 邦 大 学 教 授 　宮内　正二

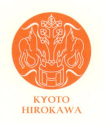

KYOTO
HIROKAWA

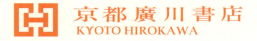

京都廣川書店
KYOTO HIROKAWA

第 2 版序文

　生物薬剤学・薬物動態学は，薬物の血中濃度，すなわち，薬物作用を左右する薬物の吸収過程，分布過程，代謝過程および排泄過程（ADME）を扱う学問分野である．つまり，薬物の ADME がどのような機構を介して起こっているかを理解し，様々な場面（薬物相互作用，肝疾患の患者あるいは腎疾患の患者など）において薬物の血中濃度の変動をイメージし，薬物作用の変動を予測する学問である．このため，薬物の ADME のキーワードとその内容を的確に説明できることが求められる．今回，これまでの執筆者の講義経験に基づき，薬物の ADME に関する基礎的な機構のみならず，病態・年齢による薬物動態の変動，薬物相互作用，TDM（therapeutic drug monitoring）などの臨床上あるいは薬剤師国家試験で扱われる"相性のよい演習問題集"を企画した．薬物動態学は，薬物が体内に入ったあとの血中濃度の解析や，そこから適切な投与量，投与間隔などを決定する，算術計算を必要とする薬物速度論の分野として扱われがちだが，まずは，ADME に関する基礎知識を定着させ，理解することが求められる．このような学問分野では，講義などで知識を吸収したときから，できるだけ間をあけずに，その内容を再確認することで，知識が蓄積していくことが期待される．つまり，学習した箇所を振り返りながら学ばなければならない，学ぶ側だけでなく教える側にとっても相当の工夫やエネルギーが必要な学問分野である．そこで本書では，まず

【問題】の項で必須事項として理解しなければならない基礎的な項目を問題と解答，その解説を通して説明した．また【Check Point】でその【問題】に関係する重要なキーワードを整理して記載している．さらに【演習問題】では【問題】で取り扱った項目の周辺を，角度を変えたバリエーション問題として掲載し，巻末に収載した【演習問題の解答】を通して，学生諸君が自習できるように配慮した．今回の全面的な改訂にあたり，臨床上あるいは薬剤師国家試験で扱われる問題も広く取り入れ，今後の課題に対応できるように問題を精査した．本書を広く薬学部学生諸君の生物薬剤学・薬物動態学の講義内容の確認や予復習のツールとして活用していただければ幸いである．

　本書パザパシリーズでは，薬物が体内に入ったあとの血中濃度の解析や，そこから投与量，投与間隔などを決定する，算術計算を必要とする薬物速度論，薬物速度論に特化した演習問題集（パザパ薬学演習シリーズ⑥「薬物速度論演習」）も刊行されている．薬物速度論は図表から数値を読み取ったり，計算を経てはじめて解答が得られる問題が多く，実際に数多くの類似問題を解いてみる反復学習が必要である．臨床上における投与計画の基礎になる練習問題を多数扱っている．本書を姉妹版の「薬物速度論演習」とともに御活用いただければ幸いである．最後に，本書を発刊するにあたり，多大なご尽力を賜った京都廣川書店社長廣川重男氏ならびに出版にあたり種々のご便宜を頂いた同社の田中英知部長，村木優花氏，木村塁氏に厚く感謝申し上げる．

2024 年 8 月　　　　　　　　　　　　　　　　　　　　　　著者一同

目　　　次

第1章　膜透過と吸収 ································· 1
- 1-1　生体膜透過 ··· 2
- 1-2　消化管吸収 ·· 21
- 1-3　その他の吸収 ······································ 41
- 1-4　吸収における相互作用 ····························· 59

第2章　分　　布 ···································· 75
- 2-1　薬物の組織への移行と分布 ························· 76
- 2-2　タンパク結合 ······································ 86
- 2-3　脳・胎児・母乳への移行 ························· 101
- 2-4　分布における相互作用 ···························· 118
- 2-5　薬物の組織への移行性 ···························· 127

第3章　代　　謝 ··································· 131
- 3-1　薬物代謝酵素と代謝反応 ························· 132
- 3-2　代謝酵素活性の個人差 ···························· 148
- 3-3　代謝における薬物相互作用 ······················· 156
- 3-4　肝疾患時における薬物動態変動 ·················· 170

第4章　排　　泄 ··································· 181
- 4-1　腎排泄 ·· 182
- 4-2　胆汁中排泄 ······································· 198
- 4-3　排泄における薬物相互作用 ······················· 205

演習問題　解答編 ··· 213

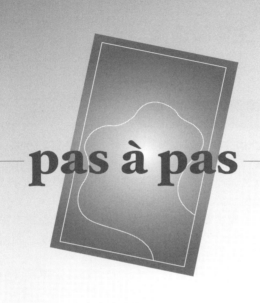

第1章

膜透過と吸収

1-1 生体膜透過

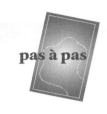

pas à pas

問題 1

生体膜および構成タンパク質の物理化学的性質のうち，正しいものはどれか．

1. 生体膜のタンパク質とリン脂質との結合の大部分は，共有結合である．
2. 細胞膜を構成するリン脂質は，疎水性部位と親水性部位が存在し，生体膜の大部分は疎水的性質であり，脂溶性化合物を透過させることができる．
3. 親水的性質をもつリン脂質で構成される生体膜は恒常性の維持に必要なイオンなどを自由に透過させることができる．
4. 生体膜の厚さは，50～80 nm である．
5. 生体膜を構成するリン脂質やタンパク質は，流動的であり，膜の平面方向に動き回ることができる．

解答　2，5

解説

1　×　生体膜のタンパク質には，内在性タンパク質と表在性タンパク質があり，内在性タンパク質は疎水性相互作用で膜に結合し，表在性タンパク質は疎水性相互作用，静電結合や水素結合で膜

2 ○ リン脂質のリン酸エステル(親水性領域)は水相側に配向し,脂肪酸アシル基(疎水性領域)は内側に配向する.脂肪酸アシル基が生体膜の大部分を占め,生体膜は疎水的性質を示す.このため,脂溶性の高い薬物は自由に生体膜を透過できる.
3 × 生体膜の大部分は疎水的性質を示し,親水性化合物や電荷をもったイオンなどは透過できない.
4 × 生体膜の厚さは,構成するリン脂質の脂肪酸アシル基の長さにより決まり,5〜8 nm 程度になる.
5 ○ 選択肢1参照.

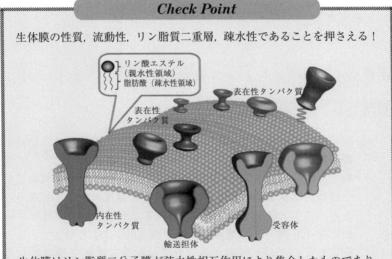

Check Point

生体膜の性質,流動性,リン脂質二重層,疎水性であることを押さえる!

生体膜はリン脂質二分子膜が疎水性相互作用により集合したものであり,流動性に富む.輸送担体や受容体などの内在性タンパク質や表在性タンパク質が脂質の海に漂っている性質をもっている.生体膜の大部分は疎水性を示し,脂溶性化合物はこの生体膜を透過することができる.

問題2

物質の生体膜透過に関する記述のうち，正しいものはどれか．
1 グルコースなどの親水性分子は，単純拡散により脂質二重層を透過できる．
2 単純拡散により透過できないイオンやアミノ酸などは，膜貫通タンパク質で構成されるチャネルや輸送担体（トランスポーター）を介して透過する．
3 細胞膜には，それぞれ決まった種類の低分子を通過させる輸送担体が存在する．
4 極性を有している水分子は，細胞膜を通過できない．
5 脂溶性が高く，分子量の大きな物質ほど，脂質二重層を透過できる．

解答　2，3

解説

1 × グルコースの輸送は組織によってメカニズムが異なる．脂肪細胞や筋肉では，インスリンの調節を受け，促進拡散によって細胞内に輸送され，腸管や腎臓細胞では Na^+/グルコース共輸送系で細胞内に輸送される．いずれの場合も輸送担体による透過である．アミノ酸などの栄養素の輸送も組織によってメカニズムが異なるが，すべての組織において輸送担体による輸送である．
2 ○ 荷電していない比較的小さな分子は脂質二重層を透過できるが，荷電している分子や大きな分子はチャネルや輸送担体によって輸送される．
3 ○ 糖やアミノ酸，ペプチド，水溶性ビタミンなどは脂溶性が低く

単純拡散での透過は難しい．このような物質は，輸送担体を介して輸送される．

4 × 水分子は極性を有するが比較的分子が小さいため，単純拡散により膜を通過できる．

5 × 脂溶性が高くても，分子量が 1,000 を超える大きな物質は脂質二重層を透過することができない．

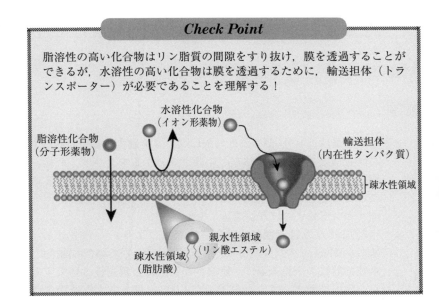

Check Point

脂溶性の高い化合物はリン脂質の間隙をすり抜け，膜を透過することができるが，水溶性の高い化合物は膜を透過するために，輸送担体（トランスポーター）が必要であることを理解する！

問題3

単純拡散による薬物の細胞膜透過に関する記述のうち,正しいのはどれか.

1 単純拡散は,生体膜の両側の濃度勾配に逆らって透過する輸送である.
2 単純拡散とは,輸送担体(トランスポーター)を介さないで脂質二重層を透過することである.
3 一般に,薬物の生体膜透過は非イオン形分子より,イオン形分子のほうが透過しやすい.
4 濃度勾配に従って透過するので,その透過はNoyes-Whitneyの式によりあらわすことができる.
5 単純拡散による薬物の膜透過は,薬物の脂溶性と分子サイズにより影響を受ける.

解答 2, 5

解説

1 × 単純拡散は,膜の両側の濃度勾配に従って透過する輸送である.
2 ○ 単純拡散とは,輸送担体などの膜タンパク質を介さず,直接,脂質二分子膜のリン脂質の間隙をすり抜けて生体膜を透過することである.
3 × 非イオン形分子のほうが透過しやすい.
4 × 単純拡散の透過速度は,Fickの拡散式によりあらわされる.Noyes-Whitenyの式は薬物の溶解が拡散律速となる場合の関係式.
5 ○ 単純拡散による膜透過は,脂溶性が高いほど透過性は増大するが,脂溶性が高くても,分子量が1,000を超える大きな物質は

脂質二重層を透過することができない．分子量は小さいほど，膜透過性は増大する．共存物質の影響を受けない．

Check Point

脂溶性の高い化合物はリン脂質の間隙を通って，単純拡散により膜を透過する．その性質を的確に押さえる！

単純拡散は，Fick の拡散ともよばれ，以下に示す性質を有する．
1 透過速度は常に濃度差に比例する．下図は単純拡散により透過する薬物の濃度プロファイルを示したものである．薬物濃度が高ければ，透過速度も大きくなる．
2 エネルギー源を必要としない．
3 脂溶性が高いほど生体膜の分配係数が大きく，透過速度は大きい．下図の濃度プロファイルにおいて，生体膜（脂溶性）と水溶液との界面で生体膜中の濃度が高くなっているのは，薬物が生体膜に溶け込みやすいからである．生体膜界面の濃度と溶液の濃度の比が分配係数に依存する．
4 分子サイズが小さいほど透過速度は大きい．膜透過には分子サイズの限界がある（分子量約 1,000 が閾値となっている）．
5 透過速度は共存物質の影響を受けない．

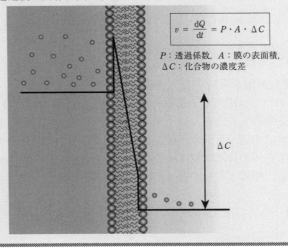

$$v = \frac{dQ}{dt} = P \cdot A \cdot \Delta C$$

P：透過係数，A：膜の表面積，ΔC：化合物の濃度差

問題 4

弱酸性薬物について，pH 分配仮説に従った消化管吸収をあらわす図はどれか．

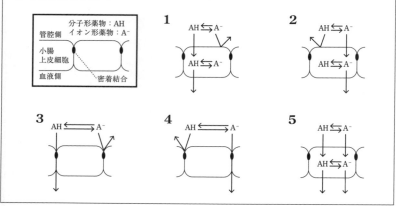

解答　1

解説

（第 105 回薬剤師国家試験　問 41 参照）
酸性薬物における AH が分子形薬物，A⁻ がイオン形薬物を示す．pH に従って薬物が解離したとき，分子形のみ生体膜を透過することができる場合に成立する仮説を pH 分配仮説とよぶ．図のなかで AH のみが生体膜を透過しているのは選択肢 1 のみである．密着結合は細胞と細胞の結合部位を示し，細胞どうしが強く結びついた状態にあり，薬物はほとんど透過しない．

1-1 生体膜透過

Check Point

膜透過性の pH による変化を的確に押さえる!

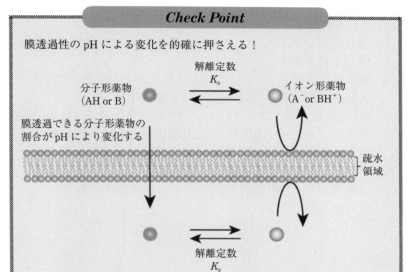

弱酸性薬物 (AH) や弱塩基性薬物 (B) は, pH により, 分子形とイオン形の割合が変化する. 分子形のみ膜を透過することにより, 膜を隔てて薬物の分配が異なることを pH 分配仮説という. 膜透過性の pH による変化は以下の表を参考にする.

	溶液中のおもな分子種と生体膜透過性			
溶液の pH	$pH < pK_a$	$pH = pK_a$	$pH > pK_a$	pH の増加
弱酸性薬物	分子形が主	分子形＝イオン形	イオン形が主	膜透過性低下
弱塩基性薬物	イオン形が主	分子形＝イオン形	分子形が主	膜透過性増加

問題 5

酸性薬物あるいは塩基性薬物の単純拡散による消化管吸収に及ぼす管腔内 pH の影響として正しい記述はどれか．ただし，薬物はすべて溶解しているものとする．

1 酸性薬物において pH が上昇すると分子形分率が上昇し，吸収が減少する．
2 塩基性薬物において pH が低下すると分子形分率が低下し，吸収が減少する．
3 pH 分配仮説は，単純拡散および能動輸送に適用される．
4 非イオン形分子の脂溶性が同じ程度であれば，酸性薬物では pK_a が小さいほど，また塩基性薬物では pK_a が大きいほど，それぞれ小腸から吸収されやすい．
5 酸性薬物において pH が低下すると分子形分率が上昇し，吸収が増加する．

解答　2, 5

解説

1 × 酸性薬物は，pH の低下に伴い分子形分率が増大し，吸収率は増大する．
2 ○ 塩基性薬物は，pH の低下に伴い分子形分率が低下し，吸収率は低下する．
3 × pH 分配仮説は，単純拡散による膜透過に関する仮説である．（問題 4 Check Point 参照）
4 × Check Point にあるように，酸性薬物は，pK_a よりも酸性側で分子形分率が大きく，一方，塩基性薬物は，pK_a よりもアルカリ

性側で分子形分率が大きい．このため，酸性薬物であれば，pK_a が大きいほど，塩基性薬物は pK_a が小さいほど小腸から吸収されやすい．

5 ○ 酸性薬物は pH の低下に伴い分子形分率が増大し，吸収率は増大する．（選択肢 1，Check Point 参照）

Check Point

膜透過性の pH による変化を的確に押さえる！
1 弱酸性薬物は，pH が増加すればするほど，分子形分率は減少し，膜透過性は低下する．
2 弱塩基性薬物は，pH が増加すればするほど，分子形分率は増加し，膜透過性は上昇する．
3 溶液の pH が薬物の pK_a に等しいとき，分子形薬物濃度とイオン形薬物濃度が等しくなる．

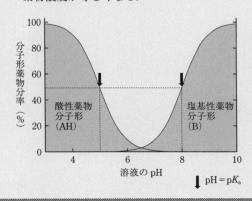

弱酸性薬物

$$pH = pK_a + \log\frac{[A^-]}{[AH]}$$

弱塩基性薬物

$$pH = pK_a + \log\frac{[B]}{[BH^+]}$$

問題6

薬物の生体膜透過機構に関する記述のうち,正しいものはどれか.

1 単純拡散および促進拡散の場合,薬物の濃度勾配に従って輸送される.
2 一次性能動輸送は,ATP の加水分解により得られるエネルギーを直接利用する.
3 Michaelis-Menten 式に従う輸送において,薬物濃度が Michaelis 定数に比べて著しく高い領域で,輸送速度は薬物濃度にほぼ比例する.
4 セファレキシンは小腸から担体介在性輸送により吸収され,その駆動力は H^+ 電気化学ポテンシャルの差である.
5 膜動輸送による高分子の細胞内取り込み(エンドサイトーシス)では,生体膜自体の形態的変化は起きない.

解答 1,2,4

解説

1 ○ 単純拡散および促進拡散は輸送にエネルギーを必要としない.
2 ○ Na^+/K^+-ATPase や P-糖タンパク質は ATP を直接利用して基質を輸送する.
3 × Michaelis-Menten 式
$v = (V_{max} \cdot C)/(K_m + C)$

    v：薬物の輸送速度
    V_{max}：最大輸送速度
    K_m：Michaelis 定数
    C：薬物濃度

薬物濃度が K_m より著しく大きい（$K_m << C$）とき, K_m は無視でき, $v = (V_{max} \cdot C)/C = V_{max}$ となり, 輸送速度は一定の値をとる (Check Point 参照).
4 ○ ペプチドトランスポーターの記述.
5 × 膜動輸送は, 生体膜自体を小胞体形態に変形し物質を細胞内に取り込んだり（エンドサイトーシス）, 細胞外に排出させたりする（エキソサイトーシス）輸送のことである. エンドサイトーシスは, 比較的大きな粒子（1 μm 以上）を取り込む食作用と, それより小さな粒子や溶解している物質を取り込む飲作用に分けられる.

Check Point

利用するエネルギーに基づいた輸送機構の分類を的確に押さえる！

	輸送機構	担体	エネルギーの必要性	記述式	その他
受動輸送	単純拡散	×	×	Fickの拡散式	脂溶性が高いほど，透過速度が大きい．構造類似体の影響を受けない．
	促進拡散[*1]	○	×	Michaelis-Mentenの式[*3]	構造類似体に阻害される．[*4]
	(制限拡散)	(チャネル)	×	Fickの拡散式	構造類似体の影響を受けない．
能動輸送[*2]	一次性能動輸送	○	○ (ATP)[*2]	Michaelis-Mentenの式[*3]	構造類似体に阻害される．[*4]
	二次性能動輸送	○	○ (イオン電気化学ポテンシャル差)[*2]	Michaelis-Mentenの式[*3]	構造類似体に阻害される．[*4]

[*1] 促進拡散は受動輸送に分類される．
[*2] 能動輸送には，ATPの加水分解エネルギーを利用して輸送する一次性能動輸送と細胞内外のイオン電気化学ポテンシャル差を利用して輸送する二次性能動輸送がある．エネルギーを必要とする能動輸送は，酸化的リン酸化阻害剤によって輸送が阻害される．ここで，イオン電気化学ポテンシャル差とは，細胞内外のイオン濃度差を意味する．細胞内が約 -40 mV に分極しているためエネルギー源をイオン電気化学ポテンシャル差とよぶ．
[*3] Michaelis-Mentenの式に従う場合，薬物濃度の増加に伴い輸送速度が飽和する．
[*4] 構造類似体どうしは，互いに輸送過程において競合阻害し，それぞれの体内動態（運命）が変化することがある．

Check Point

輸送担体(トランスポーター)を介した膜透過は,Michaelis-Menten の式に従う.その性質を的確に理解する!

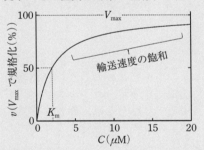

$$v = \frac{V_{max} \cdot C}{K_m + C}$$

1 基質濃度が低い領域では,輸送速度は基質濃度にほぼ比例し,基質濃度が高い領域では,輸送速度は基質濃度に対して飽和性を示す.
2 最大輸送速度 V_{max} が存在する.
3 基質輸送には,基質特異性がある.
4 ミカエリス定数 K_m は輸送担体との親和性の指標である.この値が小さいほど親和性が高い.
5 構造類似体の共存により,競合阻害を受ける.

問題7

トランスポーターを介した薬物輸送に関する記述のうち，正しいものはどれか．
1 促進拡散型トランスポーターは，電気化学ポテンシャル差を駆動力とする．
2 P-糖タンパク質によるシクロスポリンの輸送は，二次性能動輸送である．
3 アミノ酸やジペプチドの輸送はトランスポーターを介し，その駆動力はNa^+電気化学ポテンシャル差である．
4 ペプチドトランスポーター（PEPT1）によるセファレキシン輸送の駆動力は，H^+電気化学ポテンシャル差である．
5 カルビドパは消化管に発現する中性アミノ酸トランスポーターLAT1を介して吸収される．

解答　1，4

解説

1 ○ 促進拡散は輸送にエネルギーを必要としないが薬物の細胞内外の濃度差により生じる電気化学ポテンシャル差（エネルギー）を駆動力として輸送する．駆動力とは，物質を輸送するときに利用される力あるいはエネルギーを意味する．薬物の細胞内外の濃度差として表現されることもある．
2 × P-糖タンパク質はATPを直接利用してシクロスポリンを排出している．
3 × ペプチドトランスポーターはH^+電気化学ポテンシャル差を駆動力として輸送する能動輸送担体である．
4 ○ ペプチドトランスポーターの記述．
5 × カルビドパはL-DOPAの代謝を抑える阻害剤であり，L-DOPAがLAT1を介して吸収される．

Check Point

輸送担体とその基質を的確に押さえる！

	輸送担体（トランスポーター）名	エネルギー源	基質
一次性能動輸送	P-糖タンパク質 (Pgp, MDR/ABCB1)	ATP	エトポシド，ドキソルビシン，パクリタキセル（抗がん薬），ベラパミル（Caチャネル遮断薬），ジゴキシン（強心配糖体），シクロスポリン（免疫抑制薬），キニジン（抗不整脈薬），フェキソフェナジン（抗ヒスタミン薬），サキナビル，インジナビル（抗HIV薬），ダビガトランエテキシラート，エドキサバン，リバーロキサバン（抗凝固薬），アリスキレン（レニン阻害薬），ロペラミド（止瀉薬），セリプロロール（β-遮断薬）　など多数の薬物
	MRP2 (ABCC2)		メトトレキサート（抗リウマチ薬），グルクロン酸抱合体 (SN-38, ビリルビンのグルクロン酸抱合体)
	BCRP (ABCG2)		スニチニブ，ジフロモテカン，トポテカン，ミトキサントロン，（抗がん薬），ロスバスタチン（脂質異常症治療薬），サラゾスルファピリジン（炎症性腸疾患治療薬），メトトレキサート（抗リウマチ薬）
	Na$^+$/K$^+$-ATPase		Na$^+$, K$^+$
二次性能動輸送	ペプチドトランスポーター (PEPT1/SLC15A1)	H$^+$電気化学ポテンシャル差	ジペプチド，トリペプチド，シクラシリン，セファドロキシル，セファレキシン，セフラジン，セフチブテン（βラクタム系抗生物質），バラシクロビル，バルガンシクロビル（抗ウイルス薬），カプトプリル，エナラプリル（ACE阻害薬）
	モノカルボン酸輸送担体 (MCT1/SLC15A1)		乳酸，ピルビン酸など
	葉酸輸送担体 (PCFT/SLC46A1)		葉酸，メトトレキサート（抗リウマチ薬）
	グルコース輸送担体 (SGLT1/SLC5A1)	Na$^+$電気化学ポテンシャル差	グルコース
	濃縮型核酸輸送担体 (CNT1～CNT3/SLC28A1～SLC28A3)		核酸，クロファラビン，ゲムシタビン，クラドリビン（抗がん薬），ジドブジン，ジダノシン，サニルブジン（抗HIV薬），リバビリン（抗HCV薬）
	アミノ酸輸送担体		アミノ酸
	水溶性ビタミン輸送担体		アスコルビン酸，リボフラビン，チアミン
	有機アニオン輸送担体 (OATP2B1/SLCO2B1)	細胞内外のアニオンの電気化学的ポテンシャル差	プラバスタチン（脂質異常症治療薬），フェキソフェナジン（抗ヒスタミン薬），グリベンクラミド（糖尿病治療薬），セリプロロール，タリノロール（β-遮断薬），アリスキレン（レニン阻害薬），（グレープフルーツジュースでの服用により阻害される）
	中性アミノ酸輸送担体 (LAT1／SLC7A5)	アミノ酸との対向輸送	中性アミノ酸，L-DOPA（パーキンソン病治療薬），バクロフェン（抗けいれん薬）

演習問題

問1 次の記述の正誤を答えなさい.

1 生体膜の脂質二重層では,リン脂質の親水性部分は二重層の内側に分布している.
2 タンパク質の消化によって生じたジペプチドやトリペプチドは,アミノ酸とは異なる輸送担体を介して小腸上皮の微絨毛膜を通過する.
3 小腸上皮細胞に存在する Na^+/K^+-ATPase は,促進拡散の輸送担体である.
4 P-糖タンパク質は,一次性能動輸送担体である.
5 P-糖タンパク質は脳毛細血管内皮細胞の神経側細胞膜に発現し,脳への薬物の分布を促進している.
6 P-糖タンパク質は基質特異性が高く,脂溶性物質であるシクロスポリンおよびビンクリスチンのみを輸送する.
7 膜動輸送(サイトーシス)には,細胞外から細胞内に取り込むエンドサイトーシスと,細胞内から細胞外へ輸送するエキソサイトーシスがある.
8 pH分配仮説で,弱酸性あるいは弱塩基性の薬物におけるイオン形と非イオン形の比は,Noyes-Whitneyの式で求められる.
9 単純拡散は,Fickの法則に従い,その透過速度は濃度勾配に反比例する.
10 セファレキシンは,H^+電気化学ポテンシャル差を利用した担体介在性輸送により小腸粘膜を透過する.
11 ペプチドトランスポーター(PEPT1)の発現組織は,小腸のみである.
12 血液脳関門は脂質膜としての挙動を示すため,血液中で非イオン形,しかも脂溶性が高い薬物ほど脳へ移行しやすい.

13 非撹拌水層における拡散速度は，薬物の分子量が小さいほど低い．
14 生体膜における薬物の透過で，頂側膜側（管腔側）から側底膜側（血液側）方向への透過を吸収といい，反対に側底膜側から頂側膜側方向への透過を分泌という．
15 一般に生体膜透過は，水溶性の高い薬物が透過しやすい．

問2 二次性能動輸送の駆動力となるイオン電気化学ポテンシャル差を形成する一次性能動輸送担体はどれか．
1 Na^+/K^+-ATPase
2 Na^+/グルコース共輸送体
3 Na^+/H^+交換輸送体
4 P-糖タンパク質
5 乳がん耐性タンパク質

問3 薬物の生体膜輸送についての記述のうち，正しいものはどれか．
1 単純拡散による輸送速度は薬物濃度差に比例するが，促進拡散および能動輸送では飽和性がみられる．
2 単純拡散による輸送は生体エネルギーを必要としないが，促進拡散および能動輸送では生体エネルギーを必要とする．
3 単純拡散および促進拡散の場合，薬物の濃度勾配に従って輸送されるが，能動輸送では濃度勾配に逆らって輸送される場合がある．
4 能動輸送は輸送担体（トランスポーター）を介して起こるが，単純拡散および促進拡散には輸送担体（トランスポーター）は関与しない．
5 単純拡散および促進拡散の場合，構造類似体の共存による影響は受けないが，能動輸送では影響を受ける場合がある．

問4 弱酸性薬物の単純拡散による消化管吸収に及ぼす管腔内 pH の影響として正しい記述はどれか．ただし，薬物はすべて溶解しているものとする．
1 pH が低下すると分子形分率が低下し，吸収が増加する．
2 pH が低下すると分子形分率が低下し，吸収が減少する．
3 pH が低下すると分子形分率が上昇し，吸収が増加する．
4 pH が低下すると分子形分率が上昇し，吸収が減少する．
5 pH の変化によって，吸収は変化しない．

問5 輸送担体（トランスポーター）の種類と特徴について，正しいものはどれか．
1 ペプチドトランスポーター（PEPT1）は Na^+ 電気化学ポテンシャル差を駆動力とし，セファレキシンを輸送する．
2 担体介在性の輸送速度は Fick の拡散式であらわされる．
3 中性アミノ酸トランスポーター（LAT1）は Na^+ 電気化学ポテンシャル差を駆動力とし，L-DOPA を輸送する．
4 担体介在性輸送系は，構造類似体存在下で，基質の輸送に競合的阻害がみられる．
5 グルコーストランスポーター（SGLT2）は，Na^+ 電気化学ポテンシャル差を駆動力とし，セリプロロールを輸送する．

1-2 消化管吸収

問題 1

ある薬物の非晶質と結晶質のいずれかを含有したカプセル A, B がある．これらのカプセルを，それぞれ同量単回経口投与した．次図はそのときの血中薬物濃度の時間推移である．ただし，いずれの場合にも投与した薬物のすべてが未変化体として尿中から回収され，カプセル A, B ともにバイオアベイラビリティは100％であった．また，吸収速度定数は，消失速度定数よりも大きく，吸収は溶解速度律速とする．次の記述について，正しいものはどれか．

1 カプセル A のほうがカプセル B より，薬物の溶解が遅いと考えられる．
2 カプセル A は非晶質，カプセル B は結晶質の薬物を含有する．
3 カプセル A のほうがカプセル B より，薬物の吸収速度が速いと考えられる．
4 カプセル B のほうがカプセル A より，血中濃度 – 時間曲線下面積（AUC）が大きいと考えられる．
5 カプセル A, B の血中濃度の違いは，薬物の溶解度の違いによる．

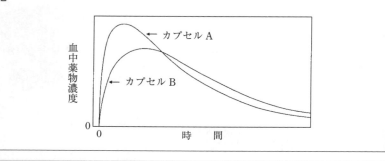

解答 2, 3

解説

通常,粉体薬物は結晶質で存在するが,剤形を工夫することにより非晶質で存在するものもある.固体の溶解速度は,非晶質>準安定性結晶質>安定性結晶質の順になる.非晶質は構成分子が不規則に並んだ固体状態で,分子間の結合が弱く,溶解の際,結晶質よりも溶解速度が大きい.この薬物の消化管吸収は,溶解速度律速であり,速く溶けるものほど吸収速度が速く,血中濃度が高くなる(カプセルA).カプセルA,Bは同量単回経口投与し,投与した薬物のすべてが未変化体として尿中から回収される.バイオアベイラビリティ(BA)は100%であることより,AUC は等しいと考えられる.

	粉体の性質	溶解速度	吸収速度	C_{max}	T_{max}	AUC
カプセルA	非晶質形	速い	速い	高い	短い	同じ
カプセルB	結晶形	遅い	遅い	低い	長い	同じ

C_{max}:最高血中濃度,T_{max}:最高血中濃度到達時間

Check Point

剤形および薬物の物性により溶解性が異なり，小腸における吸収に影響を及ぼすことを的確に理解する！

医薬品は，小腸で溶解し，溶液の状態で吸収される．溶解速度は，薬物の吸収速度に大きく影響を及ぼす．様々な剤形により，その吸収性が大きく変化する．また，薬物の併用により溶解性が低下し，吸収阻害が起きることがある．下図は，溶解速度が生体膜透過速度と比較して小さく，吸収速度が溶解速度により決まってくる溶解律速を示す．

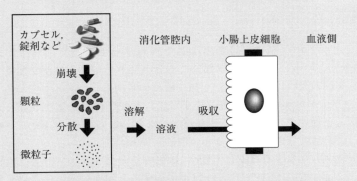

溶解度とは，平衡状態の飽和溶解度のことである．一方，溶解速度は，溶解する速度のことで，吸収速度に影響を及ぼす．

問題2

次の薬物を，胃内容排出速度（GER）を上昇させる薬物と低下させる薬物に分類しなさい．
1 アトロピン
2 イミプラミン
3 ドンペリドン
4 プロパンテリン
5 メトクロプラミド
6 モルヒネ
7 モサプリド
8 リボフラビン

解答 GER を上昇させる薬物：3，5，7
GER を低下させる薬物：1，2，4，6

解説

経口投与された薬物が胃から小腸へ移行する速度を胃内容排出速度（GER）という．薬物が吸収部位である小腸へ移行する速度が変動すると，薬物の吸収に影響を及ぼし血中濃度の時間推移が大きく変わる（図1）．GER が増加すると，血中濃度の立ち上がりが速くなり，GER が低下すると血中濃度の立ち上がりが遅くなる．このため，GER を変動させる医薬品の分類が必要となる（Check Point 参照）．

選択肢8のリボフラビンは GER には影響を及ぼさない．一方，食物の摂取により GER が低下し，吸収が増加する．図2に示すように，絶食時の投与では投与量に比例した吸収の増加はみられない．これは吸収に飽和があることを示す．リボフラビンは小腸上部（十二指腸）からの輸

送担体を介した能動輸送で吸収されるため，GER が低下するとリボフラビンは吸収部位にゆっくりと到達する．それによりリボフラビンの吸収の飽和が起こらず，絶食時よりも吸収量は増加する．

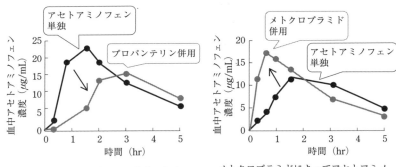

プロパンテリンによってアセトアミノフェンの吸収が**遅くなる**

メトクロプラミドによってアセトアミノフェンの吸収が**速くなる**

図1　GER 変化のアセトアミノフェン血中濃度推移に及ぼす影響

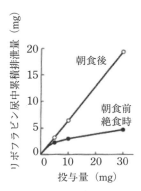

図2　リボフラビンの吸収に対する食物摂取の影響

Check Point

胃内容排出速度（GER）の変化と薬物吸収変動を的確に押さえる！
1 GER が小さいほど，一般薬物は吸収が遅れる．
2 食事により，GER は小さくなる．
3 胃内容物の粘度が増加すると，GER は小さくなる．
4 併用薬物により GER が変化する場合，それに伴い吸収速度も変動する．
5 輸送担体を介して部位特異的に吸収される薬物は，GER を小さくすると輸送担体の飽和が緩和され，吸収量が増大する．リボフラビン（ビタミン B_2）が相当する．

GER の変化	薬物の吸収性		GER を変化させる因子
	一般薬	吸収部位特異性のある薬物（リボフラビン）	
低下	遅延	増大	抗コリン薬（アトロピン，プロパンテリン） 三環系抗うつ薬（イミプラミン，アミトリプチリン） フェノチアジン系向精神薬（クロルプロマジン） モルヒネ（鎮痛薬） 食事
増大	促進	低下	シサプリド，ドンペリドン，メトクロプラミド，モサプリド（胃腸機能改善薬） コリン作動性薬 交感神経遮断薬

問題3

非撹拌水層は上皮細胞の膜表面近傍に存在し，薬物はこの層を拡散することで細胞膜に到達する．次の記述は薬物の小腸吸収過程に及ぼす非撹拌水層の影響に関するものである．正しいものはどれか．ただし，血流による吸収への影響は無視できるものとする．

1 薬物の分子量が大きいほど，非撹拌水層における拡散速度は大きい．
2 小腸上皮細胞膜透過が能動輸送による場合，非撹拌水層における拡散過程はみかけの吸収速度に影響しない．
3 小腸上皮細胞から管腔側に排出されたH^+は，非撹拌水層に滞留し，H^+電気化学ポテンシャル差を駆動力とする薬物の吸収を増大する．
4 吸収が膜透過と非撹拌水層における拡散の両方により影響を受ける場合，非撹拌水層が厚いほどみかけの吸収速度は大きい．
5 脂溶性が高く膜透過性が非常に大きい薬物は，非撹拌水層における拡散が吸収の律速となる．

解答 3，5

解説

すべての上皮細胞には，非撹拌水層が存在し，膜輸送速度は，膜透過と非撹拌水層の拡散の大きさにより支配されている．非撹拌水層の厚さが厚いほど，透過速度は小さい．分子量が大きいほど，透過速度は小さい．細胞内外のイオン濃度は，一般にNa^+/K^+-ATPaseとNa^+/H^+ exchanger (NHE)，イオンチャネルにより維持されている．

1 × 非撹拌水層の厚さが厚いほど,拡散速度は小さい.分子量が大きいほど,拡散速度は小さい.
2 × 受動輸送,能動輸送の輸送機構どちらも非撹拌水層の拡散速度との大小関係により,非撹拌水層の拡散過程も吸収性に影響する.
3 ○ 非撹拌水層は小腸上皮細胞の微絨毛構造と粘性質のムチンにより形成されている.非撹拌水層は,pHが酸性に保たれている.このH$^+$電気化学ポテンシャル差を利用して,ペプチドトランスポーター(PEPT1)は,ジペプチド・トリペプチド,薬物を取り込んでいる.
4 × 厚くなると非撹拌水層の拡散速度が小さくなり,吸収速度が小さくなる.
5 ○ 脂溶性の高い薬物は膜透過速度が大きくなり,非撹拌水層の拡散速度が吸収の律速となる.

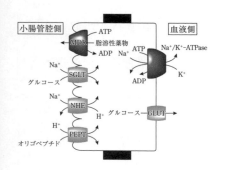

MDR:multi-drug resistance
(P-糖タンパク質)
SGLT:sodium/glucose transporter
(Na$^+$/グルコース共輸送担体)
NHE:Na$^+$/H$^+$ exchanger
(Na$^+$/H$^+$交換輸送担体)
PEPT:peptide transporter
(ペプチドトランスポーター
(輸送担体))
GLUT:glucose transporter
(グルコース輸送担体)

※粘性質のムチンに覆われている微絨毛が発達している小腸では,非撹拌水層が形成されている.Na$^+$/K$^+$-ATPaseとNa$^+$/H$^+$ exchangerにより,非撹拌水層はpH5.5～6に保たれている.

Check Point

下図には，脂溶性が高く膜透過係数が比較的大きい薬物と脂溶性が低く膜透過係数の小さな薬物の膜透過を模式的にあらわした．脂質に溶けやすい薬物は，膜透過係数が非撹拌水層の拡散係数に比べて大きい．一方，水に溶けやすい薬物の膜透過係数は非撹拌水層の拡散係数に比べ小さい．全体の速度は最も遅い過程により支配される．非撹拌水層の拡散に関する特徴は以下の通りである．
1 非撹拌水層は小腸上皮細胞の微絨毛構造と粘性質のムチンにより形成されている．
2 非撹拌水層の拡散は単純拡散に従う．
3 脂溶性が高く，膜透過係数の大きな薬物ほど，全体の透過係数は非撹拌水層の拡散により支配される．

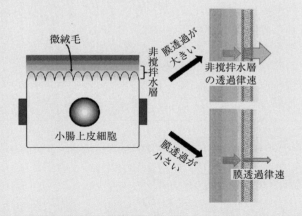

問題4

次の表は4種の薬物 A, B, C, D について物理化学的特性をまとめたものである. pH 分配仮説の考え方によって判断するとき, 次の記述のうち正しいものはどれか.

	薬物 A	薬物 B	薬物 C	薬物 D
分子量	327	334	315	348
pK_a	6.0(塩基)	9.3(酸)	(非電解質)	(四級アンモニウム化合物)
非イオン形分子の物性	無極性	無極性	極性	−
非イオン形分子の溶解度 (mg/L)	10	5	ND	ND

ND:データなし

1 水溶液として経口投与したとき, 吸収が最も腸管内 pH 変化の影響を受けやすいのは B である.
2 胃内容排出が遅れれば, A, B いずれも腸管吸収が遅れる.
3 胃からの吸収が最も高いのは, B である.
4 錠剤として投与したとき, 溶解が消化管吸収の律速過程となる薬物は C と D である.
5 腸管吸収過程において, 非撹拌水層の拡散過程が律速となると思われる薬物は C, D である.

解答 2,3

解説

この問題は, 薬物の物性 (分子量, 溶解度, 極性, pK_a, 解離基) を与

え，それに基づいて吸収性を予測する問題である．脂溶性の高い分子形薬物は，水に対する溶解性が低いが吸収性がよく，一方，イオン形薬物は水に対する溶解性が高いが吸収性が悪い．脂溶性，Henderson-Hasselbälch の式に基づいた分子形分率を的確に理解する問題である．

1　×　腸内上皮細胞の pH は，6 付近なので，薬物 A の半分は分子形であり，腸管内の pH 変化の影響を受けやすい．一方，薬物 B はほとんど分子形である（1-1 問題 4 参照）．
2　○　通常の薬物であり，食事により小腸吸収は遅れる．
3　○　薬物 A はイオン形であり，薬物 B が最も吸収されやすい．薬物 C，D は，水溶性が高いので，胃での消化管吸収はあまりみられない．
4　×　水溶性化合物なので溶解速度は大きい．一方，透過は極めて悪いので，溶解が消化管吸収の律速にはならない．
5　×　膜透過が遅いため，膜透過律速となる．非撹拌水層律速は，薬物 A，B である．

Check Point

吸収性に及ぼす物理化学的性質は，脂溶性，pK_a，イオン形および分子形の割合，分子量である．的確に理解する！

薬物の物理化学的性質	吸収性への影響
脂溶性	脂溶性が高いほど，薬物の吸収性は良好．脂溶性が増大し，溶解律速，非撹拌水層の拡散律速の考慮が必要．
吸収部位 pH と pK_a との関係	分子形薬物の割合が大きな場合，吸収性は良好．
分子量	吸収の良好な分子量の限界は，約 1,000

問題 5

経口投与後の薬物吸収に対する食事の影響に関する記述のうち，正しいものはどれか．

1. インドメタシンファルネシルは，高脂肪食を摂取した後に服用すると，脂肪成分と結合するため，吸収量が減少する．
2. P-糖タンパク質に認識される薬物の消化管からの吸収速度定数は，食事により大きく低下する．
3. 多くの薬物は小腸で良好に吸収されるため，食事による胃内容排出速度の変化により吸収が影響を受ける．
4. 消化管粘膜表面のpHは消化管管腔内のpHよりも低いため，弱酸性薬物の消化管からの吸収量は，管腔内pHから予想される量よりも高いことがある．
5. アンピシリンの脂溶性プロドラッグ，バカンピシリンは食事により吸収が促進する．

解答　3，4

解説

1. ×　インドメタシンファルネシルは難溶性であり，高脂肪食により肝臓から胆汁酸が分泌され，溶解性が改善されて吸収が増加する．
2. ×　P-糖タンパク質に認識される薬物の多くは脂溶性が高く，胆汁酸により薬物の溶解性が増大し，吸収は増加する．
3. ○　食事により，胃から薬物が吸収部位である小腸へ移行する速度（GER）が変動すると，薬物の吸収に影響を及ぼし血中濃度の時間推移が大きく変わる．

4 ○ 非撹拌水層は小腸上皮細胞の微絨毛構造と粘性質のムチンにより形成されている．非撹拌水層は，pHが酸性に保たれている（微小環境pH）．管腔pHから予想される値よりも酸性薬物の分子形分率が高いため吸収量は多くなる．

5 × アンピシリンは親水性が高く膜透過性が低いため，吸収改善のための脂溶性プロドラッグ，バカンピシリンが開発されている．難溶解性の薬物ではないので吸収が増大することはない．（プロドラッグの説明は，代謝3-1の問題7参照）

Check Point

食事，特に高脂肪食の摂取により，脂溶性薬物の吸収が増大することを押さえる！

| 高脂肪食の摂取 | → | 胆汁酸の分泌が促進 |

肝臓→胆嚢(たんのう)→十二指腸

高脂肪食の摂取後に服用すると，胆汁酸により薬物の乳化，可溶化が起こり，胆汁酸ミセルを形成し，吸収が増大する．

吸収増大する代表的薬物
　グリセオフルビン，脂溶性ビタミン，シクロスポリン，
　インドメタシンファルネシル，フェニトイン，メナテトレノン

高脂肪食の摂取により，脂質の可溶化のために胆汁酸の分泌が促進される．これにより，脂溶性が高い薬物の可溶化が促進され，薬物の吸収が増大する．

演習問題

問1 次の記述の正誤を答えなさい．

1. 吸収とは薬物が投与部位より脈管系に取り入れられて全身循環に移行することである．
2. 経口投与された薬物はおもに胃で吸収される．
3. 小腸上皮細胞膜の膜構造は，流動モザイクモデルとして知られている．
4. 胃粘膜も小腸粘膜も疎水的性質の脂質二重層からなり，薬物の吸収は胃粘膜および小腸粘膜から同程度吸収される．
5. 薬物の分子量が大きいほど，非撹拌水層における拡散速度は速い．
6. 脂溶性の高い薬物は，小腸吸収過程において非撹拌水層の拡散の影響を受けやすい．
7. アンピシリンの脂溶性プロドラッグ，バカンピシリンは食事により吸収の遅延が起こる．
8. メナテトレノンは，高脂肪食を摂取した後に服用すると，脂肪成分と結合するため，吸収量が減少する．
9. フェニトインは食事により，吸収速度が低下する．
10. メトクロプラミドは胃内容排出速度を上昇させる薬物である．

1-2 消化管吸収

問2 薬物の経口吸収に及ぼす食事の影響とそのメカニズムの組合せとして，正しいのはどれか．

	薬物	薬物吸収の変化	食事による吸収変化のメカニズム
1	インドメタシンファルネシル	吸収量増大	胆汁酸による可溶化
2	エチドロン酸二ナトリウム	吸収量増大	食物成分とのキレート形成
3	セファクロル	吸収遅延	胃内容排出速度の低下
4	メナテトレノン	吸収量低下	食物成分による分解
5	リボフラビン	吸収量低下	トランスポーターの飽和

問3 薬物の消化管吸収と胃内容排出速度，食事の影響に関する記述のうち，正しいものはどれか．
1. イミプラミンは胃内容排出速度を増加させるので，併用した薬物の吸収速度は上昇する．
2. プロパンテリンは胃内容排出速度を減少させるので，アセトアミノフェンの吸収速度は低下する．
3. 食後のほうが消化管の血流量が減少するため，プロプラノロールの吸収は低下する．
4. 食物摂取により胃内容排出速度が減少し，セファクロルの吸収速度は低下する．
5. モサプリドは胃内容排出速度を増加させるので，ロキソプロフェンの吸収速度は低下する．

問4 経口投与後の薬物吸収に対する食事の影響に関する記述のうち，正しいものはどれか．
1. フェニトインは溶解性が低いので，食後に投与したほうが吸収は増大する．
2. シクロスポリンは脂溶性が高く，吸収は食事の影響を受けな

い．
3 高脂肪食の摂取によりグリセオフルビンの吸収は増大する．
4 リボフラビンは脂溶性が高く，その吸収は食事の影響を受けない．
5 メナテトレノンは，絶食時に投与したほうが吸収は増大する．

問5 経口投与時の吸収性に及ぼす製剤学的または生理学的要因に関する記述のうち，正しいものはどれか．
1 ニフェジピンは水溶性高分子のポリビニルピロリドンを用いて固体分散体とすると，溶解速度が低下して，経口投与時の吸収性が低下する．
2 ワルファリンカリウムは，胃内容排出を促進するコレスチラミンとの併用によって吸収が増加する．
3 グリセオフルビンを微粉化すると溶解速度が増加して，吸収性が増加する．
4 インドメタシンのプロドラッグであるインドメタシンファルネシルは，胆汁酸によって可溶化されて吸収が増加する．
5 酸性物質であるプラバスタチンは，胃内容排出を低下させる陰イオン交換樹脂であるコレスチラミンによって，その吸収は遅延する．

問6 吸収性に及ぼす製剤的要因に関する記述のうち，正しいものはどれか．
1 ノボビオシンは結晶形よりも無晶形のほうが溶解速度が大きい．
2 スピロノラクトンは粒子径を小さくすることで表面積は大きくなり溶解速度も大きくなる．
3 テオフィリンは溶媒和が要因でテオフィリンの水和物は無水

物より溶解速度が大きくなる．
4 クロラムフェニコールの結晶多形において，準安定形は安定形に比べ溶解速度が小さい．
5 6-メルカプトプリンの結晶多形において，準安定形は安定形に比べ溶解速度が大きい．

問7 薬物の消化管吸収に関する記述のうち，正しいものはどれか．
1 小腸下部から吸収された薬物は門脈を介さずに全身循環へ移行する．
2 P-糖タンパク質に認識される薬物の消化管からの吸収速度定数は，薬物の脂溶性と吸収速度定数との相関から推定される値よりも大きい．
3 食後に薬物を投与すると胃内容排出速度が上昇するため，薬物の最高血中濃度到達時間は早くなる．
4 脂溶性の高い薬物は，小腸吸収過程において非撹拌水層の影響を受けやすい．
5 消化管粘膜表面のpHは消化管管腔内のpHよりも低いため，弱酸性薬物の消化管からの吸収量は，管腔内pHから予想される量よりも少ない．

問8 薬物の腸管吸収の律速過程には，薬物の腸管上皮細胞表面までの拡散過程と上皮細胞の膜透過過程を考える必要がある．次図は脂溶性の異なるいくつかの薬物の経口投与後の吸収率とn-オクタノール/水（pH6.0）分配係数（P）の関係を示したものである．以下の記述について，正しいものはどれか．
1 図中の曲線であらわされるA群の薬物（●で示されている）の吸収は，細胞表面の拡散過程と膜透過過程の2つの過程で説明できる．
2 A群の薬物においてlogPが0以下では，膜透過過程が吸収

の律速過程となる.

3 A群の薬物においてlogPが1以上では，膜透過過程が飽和するために，吸収率が頭打ちとなる.

4 A群の曲線から下側に外れるB群の薬物（○で示されている）に，シクロスポリンあるいはベラパミルを同時に投与すると，これらの薬物の吸収率が曲線に近づくことから，これらの薬物の吸収率には，取り込み輸送担体が影響している.

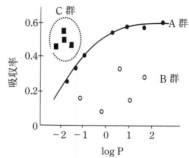

5 C群にある薬物（■）は，排出輸送担体が関与する場合によくみられるものである.

問9 55歳男性．10年前に2型糖尿病と診断され，生活習慣の改善とナテグリニドの服用を開始した．5年前にHbA1c値が8.4％まで上昇したため，メトホルミン塩酸塩が追加され，その後増量されて以下の処方となった.

（処方1） メトホルミン塩酸塩錠500 mg　　1回1錠（1日3錠）
　　　　　ナテグリニド錠90 mg　　　　　　1回1錠（1日3錠）
　　　　　　　　　　　　　　　1日3回　朝昼夕食直前　30日

次頁の各グラフの実線は，ナテグリニド錠を食直前に服用した際の血漿中濃度推移をあらわす．本剤を食直後に服用した場合，予想される血漿中濃度推移（破線）をあらわす最も適切なグラフはどれか．1つ選べ.

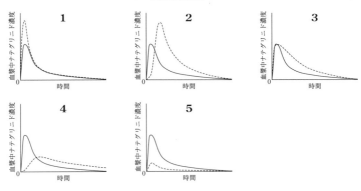

問 10 次図は薬物 A および B を固形医薬品として経口投与したときの未溶解の固体薬物量（I），消化管内で溶解状態にある薬物量（II），および吸収された薬物量（III）をそれぞれ投与量に対する比（%）としてあらわし，時間経過を示したものである．次の記述について，正しいものはどれか．

1 A の吸収率は B の吸収率よりも大きい．
2 A よりも B のほうが，脂溶性が高いと推察される．
3 B が消化管内で溶解した薬物濃度が低いのは，B の溶解速度だけで説明できる．
4 B よりも A のほうが消化管内での溶解した薬物量が多いため A の吸収率がよい．
5 A の吸収における律速段階は，膜透過過程であると考えられる．

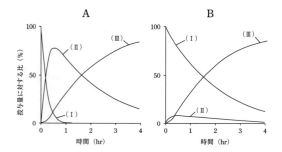

1-3 その他の吸収

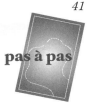

問題1

薬物投与における初回通過効果に関する記述のうち，正しいものはどれか．

1. 坐剤の適用は，即効性が期待できる．また，肝初回通過効果も回避できる．
2. 口腔粘膜から吸収される薬物は肝初回通過効果を回避できないが，速やかな吸収は期待できる．
3. 小腸下部から吸収された薬物は，門脈を経ずに静脈に入るために，肝初回通過効果を受けない．
4. 消化管からリンパ系を介して吸収された薬物は，肝初回通過効果を受けずに全身循環系に到達する．
5. オキシコドン塩酸塩水和物徐放錠は，肝初回通過効果の回避を目的とした製剤であり，薬物はおもに直腸から吸収される．

解答　1, 4

解説

消化管から吸収され，毛細血管に移行したほとんどの薬物は，全身循環血に入る前に門脈を経由して，肝臓に送られる．そのため，肝臓で代謝

を受けやすい薬物は，全身循環系に入る前に大部分が不活化されてしまう．これを初回通過効果（first pass effect）とよぶ．一般には，初回通過効果は経口投与された場合の肝臓における代謝を意味するが，薬物によっては小腸上皮細胞に存在する酵素によって代謝を受ける場合もある．

　投与された薬物のうち，投与部位から吸収され，初回通過効果を受けずに未変化体として循環血中に到達する割合をバイオアベイラビリティという．

1　○　直腸下部からの薬物吸収は，門脈や肝臓を通過せずに全身循環に移行するため，肝初回通過効果を回避できる．
2　×　口腔粘膜から吸収される薬物は，肝初回通過効果を回避できる．また，口腔の粘膜が非常に薄いために，速やかな吸収が期待できる．舌下錠，バッカル錠として投与される．ニトログリセリン錠がそれに相当する．
3　×　直腸下部からの吸収の説明である．小腸から吸収されたものは，肝初回通過効果を免れることができない．
4　○　脂肪は小腸におけるリンパ系（乳糜（にゅうび）管を介した系）を介した経路で循環血中に流入する．このため，肝初回通過効果を免れている．脂溶性の高い薬物やビタミン（ビタミンAやE）は，リンパを介して循環血中（左鎖骨下静脈）に流入するものがある．
5　×　徐放錠は，消化管において徐々に薬物を放出する製剤である．初回通過を免れるために用いられる坐剤とは異なる．徐放化することにより，薬理作用を持続化させることができるが肝初回通過効果を回避させることはできない．

Check Point

バイオアベイラビリティは,腸管腔から小腸上皮細胞への吸収率(F_a),小腸上皮細胞で初回通過効果(代謝)を免れた割合(F_g),肝臓で初回通過効果(代謝)を免れた割合(F_h)の積としてあらわされる.

F:バイオアベイラビリティ(循環血に流入する薬物の割合)

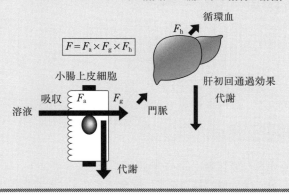

$$F = F_a \times F_g \times F_h$$

Check Point

非経口投与経路における薬物吸収

	直腸	皮膚	口腔	鼻腔	経肺	筋肉	血管
吸収過程	○	○	○	○	○	○	×
初回通過効果の回避	△*	○	○	○	○	○	○
吸収表面積(消化管と比較)					匹敵		
高分子薬物の吸収	×	×	△**	○	○	○	
pH 分配仮説の成立	○	○	○	△	○	○	

* 直腸下部からの吸収のみ初回通過効果を免れる.
** 高分子の吸収が良好なのはバッカル投与の場合.

問題2

肝初回通過効果を受ける可能性が高い投与経路はどれか．
1　経口投与
2　舌下投与
3　経皮投与
4　経肺投与
5　経鼻投与

解答　1

解説

(第99回薬剤師国家試験　問41参照)
経口投与以外，薬物吸収は門脈や肝臓を通過せずに全身循環に移行するため，肝初回通過効果を回避できる．肝初回通過効果を回避できる経路として様々な注射経路（皮内，皮下，静脈内，筋肉内投与）もある．

1-3 その他の吸収

Check Point

非経口投与経路の剤形と吸収の特徴を押さえる!

口腔粘膜からの吸収

吸収部位	口腔粘膜(重層扁平上皮細胞)
剤形	舌下錠,バッカル錠,ガム剤,口腔内スプレー剤
薬物	ニトログリセリン,ニコチン,硝酸イソソルビド,フェンタニル
肝初回通過効果	回避
薬物吸収機構	pH 分配仮説に従う受動拡散 能動輸送も存在する(チアミン,アスコルビン酸など)

鼻粘膜からの吸収

吸収部位	鼻粘膜(多列繊毛上皮細胞)
剤形	点鼻剤,エアゾール剤
薬物	デスモプレシン酢酸塩,ブセレリン酢酸塩,ナファレリン酢酸塩,カルシトニン(ペプチド性薬物)
肝初回通過効果	回避
薬物吸収機構	pH 分配仮説に従う受動拡散 比較的水溶性の高いイオン形薬物,中分子(分子量 1,000〜1,500)も吸収

問題 3

以下の剤形のうち，薬物の肝初回通過効果を回避するのに最も適しているのはどれか．
1 経口徐放錠
2 口腔内崩壊錠
3 腸溶錠
4 経口ゼリー剤
5 坐剤

解答　5

解説

直腸下部からの薬物吸収は門脈や肝臓を通過せずに全身循環に移行するため，肝初回通過効果を回避できる．様々な剤形があるが，坐剤以外はすべて経口投与になるので，肝初回通過効果を回避できない．

Check Point

直腸内投与（坐剤）による薬物吸収と初回通過効果

吸収部位	直腸（直腸上皮細胞）
剤形	坐剤
肝初回通過効果	回避，注：直腸上部を除く
薬物	アセトアミノフェン，モルヒネ，インドメタシン，ジアゼパムなど
薬物吸収機構	pH 分配仮説に従う受動拡散
特徴	比較的速い作用発現が期待できる カプリン酸ナトリウムが抗生物質（セフチゾキシム）の吸収促進剤として配合されている

Check Point

直腸内投与(坐剤)による薬物吸収と初回通過効果

上直腸静脈は腸間膜静脈を経て門脈に至るが,中直腸静脈と下直腸静脈は合流して内腸骨静脈となり,門脈を経ず直接下大動脈に至る.したがって,薬物を直腸内投与した場合,直腸下部から吸収された薬物は肝初回通過効果を受けずに全身循環に移行するが,直腸上部で吸収された薬物は門脈に入るため,肝初回通過効果を受ける.

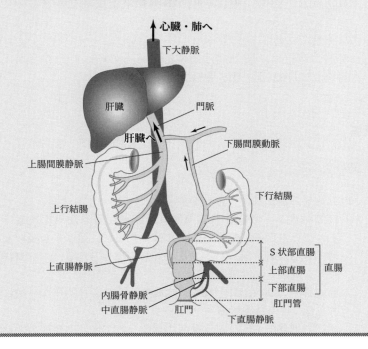

問題 4

薬物の吸収に関する記述のうち,正しいものはどれか.
1 口腔粘膜から吸収される薬物は,肝初回通過効果を回避できるが,小腸と比較して口腔の粘膜が非常に厚いため,速やかな吸収が期待できない.
2 肺からの薬物吸収は,一般に,Ⅰ型肺胞上皮細胞を介した単純拡散によるものである.
3 皮膚の角質層の厚さには部位差があることから,薬物の経皮吸収も部位により大きく異なることがある.
4 鼻粘膜は,おもに吸収を担う多列繊毛上皮細胞が密に接着していることから,バリアー機能が高く,一般に薬物吸収は不良である.
5 坐剤の適用は,即効性は期待できるものの,経口投与時と同程度に肝初回通過効果を受ける.

解答 2, 3

解説

(第 100 回薬剤師国家試験 問 166 参照)
1 × 口腔粘膜から吸収される薬物は,肝初回通過効果を回避できる.また,口腔の粘膜が非常に薄いために,速やかな吸収が期待できる.舌下錠,バッカル錠として投与される.ニトログリセリン錠がそれに相当する.
2 ○ 肺胞細胞の 90％はⅠ型肺胞上皮細胞からなり,物質は一般に単純拡散により透過する.
3 ○ 記述の通りである.経皮吸収の部位としては,角質層の薄いと

ころが選ばれる.

4 × 鼻粘膜は多列繊毛上皮細胞がある程度隙間を保った状態で形成されている.このため,比較的水溶性の高いイオン形薬物,中分子(分子量1,000~1,500)ペプチドも透過することができる.

5 × 直腸下部からの薬物吸収は,門脈や肝臓を通過せずに全身循環に移行するため,肝初回通過効果を回避できる.比較的速い作用発現が期待できる.

Check Point

非経口投与経路の剤形と吸収の特徴を押さえる!

肺胞上皮細胞からの吸収

吸収部位	肺(単層扁平上皮細胞,Ⅰ型肺胞上皮細胞)
剤形	エアゾール剤,吸入粉末剤(ドライパウダー)
肝初回通過効果	回避
薬物	フルチカゾンプロピオン酸エステル,サロメテロール,ラニナミビルオクタン酸エステル,ザナミビルなど
薬物吸収機構	pH分配仮説に従う受動拡散,一部は輸送担体を介した吸収
特徴	肺胞から吸収される薬物には最適粒子径(0.5~1 μm)が存在する.大きいと肺胞に到達せず,気管肢にトラップされる.小さいと呼気に排出される.

皮膚からの吸収

吸収部位	皮膚(重層扁平上皮細胞) 場所により角質層の厚さが異なり,吸収が大きく異なる.
剤形	経皮吸収型製剤(経皮吸収治療システム),テープ剤,パップ剤などの貼付剤
肝初回通過効果	回避
薬物	硝酸イソソルビド,ニコチン,フェンタニル,リバスチグミン
薬物吸収機構	pH分配仮説に従う受動拡散
特徴	角質層は汗腺や毛穴などの付属器官に比べ薬物の透過性は低いが,有効面積が広いため薬物の経皮透過の寄与は大きい.角質層が吸収の障壁となっている.

問題5

薬物の経肺吸収に関する記述のうち，正しいものはどれか．
1 ヒトの肺上皮表面積は小腸上皮表面積の約10倍に及ぶため，薬物の吸収部位として適している．
2 肺胞腔内にペプチダーゼが高発現するため，ペプチドの吸収部位として期待できない．
3 肺胞における脂溶性薬物の吸収は，おもに単純拡散に従う．
4 肺胞腔と毛細血管を隔てる上皮細胞層は，小腸上皮細胞層と比較し，水溶性薬物および高分子化合物の透過性が高い．
5 吸入剤の粒子径により到達部位が異なるため，肺胞内に沈着させるためには粒子径を 0.5 μm 以下に抑える必要がある．

解答 3，4

解説

(第104回薬剤師国家試験 問163参照)
肺からの吸収の特徴は肝初回通過効果を免れること，また，肺上皮表面積が小腸に匹敵し，肺胞上皮細胞が効率よく吸収する能力があることである．

1 × ヒトの肺上皮表面積は小腸上皮表面積の約50%である．
2 × 小腸に比べてペプチダーゼは多くなく，ペプチドの吸収部位として期待されている．
3 ○ 記述の通りである．
4 ○ 記述の通りである．
5 × 肺胞に到達させる最適な粒子径は 0.5～1 μm である．0.5 μm 以下の粒子径は呼気として排出される．

問題6

薬物の経皮吸収に関する記述のうち,正しいものはどれか.
1 表皮の最も外側は角質層とよばれ,薬物の皮膚透過のバリアーとなる.
2 汗腺や毛穴などの付属器官は有効面積が小さいので,薬物吸収への寄与は少ない.
3 経皮投与では薬物の肝初回通過効果を回避できない.
4 皮膚組織には代謝酵素が存在しないため,経皮吸収改善を目的としたプロドラッグ化は有効ではない.
5 皮膚をフィルムで密封すると角質層が水和し,薬物の皮膚透過性は低くなる.

解答 1, 2

解説

(第98回薬剤師国家試験 問167参照)
皮膚からの吸収は表皮を覆う角質層により大きく制限されているが,持続的に薬物を吸収させることができる.一般に,pH分配仮説に従う単純拡散による.
1 ○ 記述の通りである.
2 ○ 記述の通りである.
3 × 経皮吸収経路は,肝初回通過効果を回避できる投与経路の1つである.
4 × 皮膚組織にはエステラーゼなどの酵素が存在するためプロドラッグ化は有効である(プロドラッグに関しては,代謝3-1の問7参照).
5 × 角質層が水和すると間隙が生じ,皮膚透過性は上昇する.

問題 7

リンパ系への薬物移行に関する記述のうち,正しいものはどれか.
1 消化管からリンパ系を介して吸収された薬物は,肝初回通過効果を受ける.
2 分子量が 5,000 以上の薬物は,皮下注射投与後,リンパ系へ選択的に移行する.
3 リンパ系へ移行した薬物は,血液循環系へ移行した薬物と比べて速やかに全身へ分布する.
4 リンパ管の内皮細胞では,その間隙が大きく開いているところがあるため,血管に比べて分子量の大きな物質が透過しやすい.
5 リンパ系に移行した大部分の薬物は,胸管を経て鎖骨下静脈へと流れ込む.

解答 2, 4, 5

解説

注射(皮下投与,筋肉内投与など)による薬物投与は,吸収性が悪い,あるいは,肝初回通過効果が大きい薬物の投与に用いられる.投与された薬物は,分子量の小さなものは,血管内皮の小孔を通り抜け循環血に移行する.このため,毛細血管の密度が高いほど,循環血への移行速度が高くなる(静脈内投与>筋肉内投与>皮下投与>皮内投与).一方,分子量の大きい薬物(分子量 5,000 以上)は,小孔を通り抜けることができず,リンパ管へ移行する(Check Point 参照).
1 × リンパ管に吸収された薬物は,直接,鎖骨下静脈に流れ込むため,肝初回通過効果を免れる.
2 ○ 記述の通りである.

3 × 全身へ分布するのには時間がかかる．
4 ○ 記述の通りである．
5 ○ 記述の通りである．

Check Point

注射による投与は，小孔の大きさにより毛細血管とリンパ管に振り分けられる．この関係をしっかり押さえる！

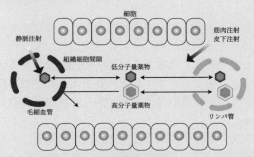

筋肉内（皮下）投与された薬物の血液およびリンパへの移行

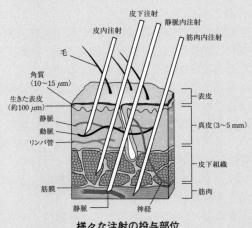

様々な注射の投与部位

演習問題

問1 次の記述の正誤を答えなさい.

1 経口投与された薬物は経肺投与や経鼻投与に比べて速やかに全身循環に到達する.
2 直腸では局所作用を目的とした投与のみが行われる.
3 ニトログリセリンは肝初回通過効果が大きいのでエアゾール剤として肺から吸収させる.
4 薬物を坐剤として直腸内投与すると, 吸収後著しく肝初回通過効果を受けるため, 全身作用は期待できない.
5 坐剤を使用する目的の1つは, 消化管で, あるいは吸収後に肝で, 代謝されやすい薬物の肝初回通過効果の回避である.
6 肺からの薬物吸収は速やかであり, 肝初回通過効果を回避できる.
7 薬物をエアゾール剤として肺へ投与すると, エアゾールの粒子径の違いにより肺内到達部位が異なる.
8 薬物を口腔粘膜から吸収させることにより, 肝初回通過効果を回避できる.
9 直腸粘膜からの吸収には部位差があり直腸上部から吸収された薬物は肝初回通過効果を受けないが, 直腸下部から吸収された薬物は肝初回通過効果を受ける.
10 肺は薬物の吸収性が低く, 投与経路としては適さない.
11 禁煙補助剤のニコチンガムは, 全身作用を目的として口腔粘膜からニコチンを吸収させるための製剤である.
12 プロプラノロールは吸収されやすいので, 経口投与でも口腔粘膜投与でもバイオアベイラビリティは同じである.
13 鼻粘膜および皮膚から吸収された薬物は, ともに肝初回通過効果を受けない.
14 舌下錠として口腔内に適用された薬物は, 吸収された後, 肝

臓で初回通過効果を受ける.
15 肝臓で代謝されやすい薬物ほど,経口投与したときのバイオアベイラビリティは大きい.
16 肝臓で初回通過効果を受ける薬物を経口投与したときのバイオアベイラビリティは,舌下投与したときより大きい.
17 小腸上皮細胞にはCYP3A4が発現するため,その基質となる薬物は経口投与後,小腸で初回通過効果を受ける.
18 小腸でも肝臓でも代謝を受けない薬物を経口投与したときのバイオアベイラビリティは,消化管吸収率に等しい.
19 プロプラノロールは,徐放性製剤とすることにより肝臓での初回通過効果を回避できる.
20 ニトログリセリンや硝酸イソソルビドの経皮吸収製剤は,狭心症の発作の寛解を目的として用いられる.

問2 薬物の経皮吸収に関する記述のうち,正しいものはどれか.
1 表皮の最も外側は角質層とよばれ,薬物の皮膚透過過程の律速部位となる.
2 汗腺や毛穴などの付属器官では,薬物の拡散係数は小さいが,薬物の経皮吸収への寄与は大きい.
3 経皮投与によって薬物の肝初回通過効果を回避できる.
4 薬物の皮膚透過は多くが能動輸送により起こると考えられている.
5 皮膚組織には代謝酵素が存在しないため,経皮吸収改善を目的とした薬物のプロドラッグ化は有効ではない.

問3 薬物の直腸からの吸収に関する記述のうち,正しいものはどれか.
1 直腸下部の粘膜から吸収された薬物は,肝初回通過効果を受けない.

2 直腸粘膜からの薬物の吸収はpH分配仮説に従うので，酸性薬物はpK_aが小さいほど吸収されやすい．
3 抗生物質の坐剤に配合されているカプリン酸ナトリウムは，主薬の吸収促進を目的としている．
4 直腸下部では分子量500以上の薬物の吸収が良好である．
5 直腸では経口投与に比べ，比較的速い作用発現が期待される．

問4 経肺吸収に関する記述のうち，正しいものはどれか．
1 肺胞の上皮細胞層は薄く，ほかの投与経路に比べて高分子薬物が吸収されやすい．
2 吸入剤として投与された微粒子の粒子径が小さいほど，薬物は肺深部に沈着し，肺からの吸収は増大する．
3 浮遊粒子状物質の肺からの吸収は，主としてエンドサイトーシスによる．
4 肺からの薬物吸収機構は一般に能動輸送であるため，吸収は速やかである．
5 全身作用を目的とした投与剤形はエアゾール剤に限られる．

問5 薬物の鼻粘膜からの吸収に関する記述のうち，正しいものはどれか．
1 鼻粘膜を介して吸収された薬物は，肝初回通過効果を受けない．
2 デスモプレシンはペプチド性薬物であるが，鼻粘膜から吸収されるため，点鼻剤として中枢性尿崩症の治療に用いられている．
3 鼻粘膜からの薬物吸収機構は一般に受動拡散であるが，pH分配仮説には従わない．
4 鼻粘膜から投与する薬剤は局所作用を目的とした点鼻剤のみ

である.
5 プロプラノロールは吸収されやすいので,経口投与でも鼻粘膜投与でもバイオアベイラビリティは同じである.

問6 薬物の口腔粘膜からの吸収に関する記述のうち,正しいものはどれか.
1 ニトログリセリン錠を舌下へ投与すると,速やかな吸収と薬効発現を期待できる.
2 口腔粘膜を介した薬物吸収は,一般に能動輸送により起こる.
3 口腔内崩壊錠は,薬物を口腔粘膜から吸収させ,肝初回通過効果を回避する目的で用いられる.
4 バッカル錠は,口腔内で唾液や少量の水で崩壊することにより飲み込みやすくした製剤である.
5 禁煙補助剤のニコチンガムは,全身作用を目的として口腔粘膜からニコチンを吸収させるための製剤である.

問7 注射剤の吸収に関する記述のうち,正しいものはどれか.
1 薬物を注射剤として筋肉内へ投与すると,低分子薬物は投与部位から毛細血管壁を経て血中へ移行するが,分子量約5,000以上の高分子薬物はおもにリンパ管へ移行する.
2 リュープロレリン注射剤は,乳酸・グリコール酸共重合体を用いたマイクロカプセルを懸濁したもので,4週に1回の皮下投与を可能にした.
3 顆粒球コロニー形成刺激因子(G-CSF)のような高分子医薬品の皮下注射では,静脈注射と同一の血中濃度時間曲線が得られる.
4 注射剤の吸収率は,ほかの経路に比較して低く,速効性が期待できる.

5 薬物の皮下投与は，筋肉内投与に比べ，速やかに循環血中に薬物が移行する．

問8 バイオアベイラビリティに関する次の記述について，正しいものはどれか．
1 既存の製剤の剤形，投与部位，製造方法などを変更する場合，生物学的同等性の試験を行う必要はない．
2 水に難溶性の薬物や安全域の狭い薬物の製剤では，バイオアベイラビリティの測定が望ましい．
3 同一の主成分をもつ2つの製剤の速度的バイオアベイラビリティが同等なとき，この2つの製剤は生物学的に同等であるとみなされるが量的バイオアベイラビリティの値は同等性の判定には用いない．
4 体内における薬物の消失が一次速度過程であれば循環血中に取り込まれた未変化体の総量と血中濃度曲線下面積（AUC）が比例関係なので AUC はバイオアベイラビリティの指標となる．
5 一般に，徐放化により肝初回通過効果を回避し，バイオアベイラビリティの向上が期待される．

問9 次の剤形のうち，肝初回通過効果を<u>回避できない</u>ものはどれか．
1 錠剤（経口投与）　　6 点鼻剤
2 舌下錠　　　　　　　7 口腔内崩壊錠
3 貼付剤　　　　　　　8 エアゾール剤
4 点眼剤　　　　　　　9 口腔内スプレー剤
5 吸入剤　　　　　　 10 坐剤

問10 薬物を経口投与したとき，初回通過効果を受ける部位を2つあげなさい．

1-4 吸収における相互作用

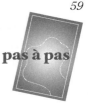

問題1

経口投与時の吸収性に及ぼす製剤学的または物理化学的要因に関する記述のうち,正しいものはどれか.
1 ニフェジピンは水溶性高分子のポリビニルピロリドンを用いて固体分散体とすると,溶解速度が低下し,経口投与時の吸収性が低下する.
2 シプロフロキサシンを牛乳と一緒に服用すると,吸収率が低下し血中濃度が顕著に低下する.
3 陰イオン交換樹脂であるコレスチラミンは,酸性薬物であるプラバスタチンを吸着し,その吸収を増大する.
4 インドメタシンのプロドラッグであるインドメタシンファルネシルは高脂肪食を摂食した後に,服用すると脂肪成分と結合するために吸収量が低下する.
5 グリセオフルビンは,その粒子径が小さいほど有効表面積が大きく,溶解が速いため,吸収速度が大きい.

解答 2, 5

解説

医薬品の吸収は,溶解した状態で消化管から吸収される.溶けづらいも

のを溶けるように様々な工夫がなされている．物理化学的相互作用による薬物の溶解性の低下により，吸収性が大きく低下する．このような問題では，溶解度がどのように変化するかを的確に把握する必要がある．

1 × 固体分散体は，水溶性のマトリックスに微少化した医薬品をちりばめたものである．水溶液中でマトリックスが速やかに溶け，医薬品を分散させることができる．このことにより，溶解速度が増大し吸収性が上昇する．
2 ○ シプロフロキサシンは牛乳成分に含まれる Ca^{2+} と不溶性のキレートを形成する．これにより，吸収が低下する．カチオンと相互作用する薬物として，ニューキノロン系抗菌薬（シプロフロキサシン，ノルフロキサシン，レボフロキサシン）などがあげられる．この相互作用を回避するために，両者を2〜3時間ずらして服用する．
3 × 酸性薬物であるプラバスタチンは陰イオン交換樹脂であるコレスチラミンとイオン結合する．このため，不溶性の複合体を形成し，吸収が低下する．
4 × 肝臓から十二指腸に分泌される胆汁酸はミセルを形成することにより，脂肪を可溶化する．脂溶性の高い医薬品も胆汁酸により可溶化される．これにより，吸収性が増大する．
5 ○ 粒子径が小さいほど（粉砕すると）表面積が大きくなる．これにより，医薬品の溶解速度が上昇し，吸収の改善がみられる．

Check Point

薬物の溶解性の変化する要因,キレート形成,結晶多形,水和などを的確に押さえる！

吸収変化	相互作用の要因	物理化学的変化	薬物
溶解速度増大による吸収性の増大	固体分散体	固体表面積が増大	ニフェジピン
	微粉化	固体表面積が増大	グリセオフルビン,スピロノラクトン
溶解度低下による吸収性の低下	制酸薬あるいは胃酸分泌抑制薬	胃内 pH の上昇による塩基性薬物の不溶化	イトラコナゾール,アタザナビル,エルロチニブ,ゲフィチニブ
	コレスチラミン	アニオン性薬物,胆汁酸の吸着による不溶化	ワルファリン,インドメタシン,イブプロフェン,ジクロフェナク,プラバスタチン
	金属カチオン	不溶性のキレート形成による不溶化	テトラサイクリン系 テトラサイクリン,ミノサイクリン ニューキノロン系 シプロフロキサシン,ノルフロキサシン,レボフロキサシン
溶解速度の低下による吸収性の低下	結晶多形	安定形は溶解速度が小さい	パルミチン酸クロラムフェニコール,リボフラビン
	水和物の形成	水和により溶解速度が低下	カフェイン,アンピシリン

問題2

経口投与後の薬物吸収に及ぼす食事の影響に関する記述の正誤のうち，正しいものはどれか．
1 シクロスポリンは，脂溶性が高く，吸収は食事の影響を受けない．
2 リボフラビンは，食後に投与すると胃内滞留時間が長くなり，胃酸による分解が進み吸収が低下する．
3 アセトアミノフェンは，食後に投与すると胃内容排出速度が低下するため，吸収が遅延する．
4 フェニトインは水溶性が低いので，食後に投与したほうが吸収は増大する．
5 食後のほうが消化管の血流量が減少するため，プロプラノロールの吸収は低下する．

解答　3, 4

解説

薬物の吸収における相互作用は，Check Point で示すように，消化管の運動性，代謝に影響を与える薬物を中心に理解をすれば容易に理解できる．さらに，食事の成分，脂肪，グレープフルーツジュースの及ぼす影響についても押さえておけば完璧になる．グレープフルーツジュースの影響は3章の代謝のところで詳しく説明されている．

1　×　食事の脂質分により胆汁酸の分泌が促進される．脂溶性が高い薬物は可溶化が促進され，吸収が増大する．
2　×　リボフラビンは十二指腸において，輸送担体を介して吸収される．食事により胃内滞留時間が長くなり，徐々に十二指腸へと

移行する．食事により輸送担体が飽和することなく，リボフラビンは効率よく十二指腸で吸収され，吸収が増大する．
3　○　食事により，食事が胃内に滞留するため吸収が遅れる．
4　○　食事により胆汁酸が分泌され，可溶化が促進される．その結果，吸収が増大する．
5　×　食後，消化管の血流量は増大する．このため，プロプラノロールの吸収は増大する．

Check Point

消化管運動，消化管代謝に影響を及ぼす薬物，影響を受ける薬物を的確に覚える．また，脂肪，グレープフルーツジュース，セントジョーンズワートなどの食事成分の影響も的確に押さえる！

併用薬物・飲食物	相互作用	薬物
高脂肪食	胆汁酸による乳化作用により，吸収増大	グリセオフルビン，脂溶性ビタミン，シクロスポリン，インドメタシンファルネシル，フェニトイン
抗コリン薬，三環系抗うつ薬，食事	消化管運動抑制→吸収速度低下	一般的な薬物
D_2受容体遮断薬，コリン作動薬	消化管運動亢進→吸収速度の増大	
グレープフルーツジュース	消化管上皮細胞に存在するCYP3A4の代謝阻害	シクロスポリン，タクロリムス，トリアゾラム，ニフェジピン
セントジョーンズワート，リファンピシン	P-糖タンパク質やCYP3A4の発現誘導による，消化管におけるバイオアベイラビリティの低下	ジゴキシン，シクロスポリン，タクロリムス，ニフェジピンなど
食事	血流増大により，吸収が増大	プロプラノロール，メトプロロールなどの吸収性の高い薬物
	胃内容排出速度の低下による吸収の遅延	一般的な薬物

問題3

医薬品の消化管吸収に関する次の記述のうち，正しいものはどれか．

1 β-ラクタム系抗生物質のセファレキシン，シクラシリンの小腸からの吸収には，ペプチドトランスポーター（PEPT1）を介した能動輸送が関与している．
2 プロパンテリンは，胃内容排出速度（GER）を増加させ，メトクロプラミドは，GERを低下させ，薬物の吸収速度を変化させる．
3 ニューキノロン系抗菌薬の吸収性は，アルミニウムまたはマグネシウムを含有する制酸剤との併用で難溶性のキレートを形成し，低下する．
4 高コレステロール血症治療薬コレスチラミンは，胆汁酸と脂溶性薬物とのミセル形成を促進し，脂溶性薬物の吸収性を高める．
5 ダビガトランエテキシラートは，シクロスポリンやキニジンなどの薬物と併用するとダビガトランエテキシラートの血中濃度が低下する．

解答 1, 3

解説

Check Point の復習問題である．これまでの Check Point を理解できているかもう一度確認する．
1 ○ 1-1 生体膜透過の問題 7 Check Point 参照．
2 × メトクロプラミドは，GER を増大させ，プロパンテリンは低下

させる．
3 ○ 1-4 吸収における相互作用の問題 1 Check Point 参照．
4 × コレスチラミンが胆汁酸を吸着して，可溶化を低下させ，吸収性が低下する．
5 × ダビガトランエテキシラートは P-糖タンパク質の基質である．このため P-糖タンパク質の基質であるシクロスポリンやキニジンとの併用により消化管における P-糖タンパク質による分泌が阻害され，血中濃度は上昇する．輸送担体を介して取り込まれる薬物は，1-1 生体膜透過の問題 7 Check Point 参照．

演習問題

問1 次の記述の正誤を答えなさい.

1 テトラサイクリン系抗生物質の胃腸管吸収はカルシウムを含む食品やマグネシウムを含む制酸剤の併用により阻害される.

2 セフジニルと経口鉄製剤との併用による，セフジニルのバイオアベイラビリティの低下は，不溶性のキレートを形成するためである.

3 フマル酸第一鉄は，レボフロキサシンと同時に服用すると消化管内でキレートを形成するため，レボフロキサシンの吸収を阻害する.

4 グリセオフルビンの消化管吸収は，高脂肪食摂取によって不溶の沈殿物が生じ低下する.

5 シクロスポリンを投与中の患者に経口生ワクチンを接種すると，生ワクチンはシクロスポリンによる凝集効果により，ワクチン効果が減弱する.

6 ポリスチレンスルホン酸ナトリウムなどの陽イオン交換樹脂は，ワルファリンなどの酸性薬物とイオン結合するので，両者の併用で酸性薬物の消化管吸収の低下が予測される.

7 多くのジヒドロピリジン系カルシウムチャネル遮断薬をグレープフルーツジュースと一緒に服用すると，溶解度が増大し，血中濃度が上昇する.

8 ミノサイクリンは，ケイ酸マグネシウムとキレートを形成することより，併用時に吸収の顕著な低下が引き起こされる.

9 アムロジピン口腔内崩壊錠は，口腔粘膜からの吸収を目的としているので，唾液で錠剤を崩壊後すぐには飲み込まず，口腔内にしばらく滞留させると吸収が増大する.

10 トリアゾラムはシメチジンとの併用により吸収が阻害され，

その催眠効果が減弱する．

11 結晶多形を示すパルミチン酸クロラムフェニコールは，安定形のほうが，溶解速度が大きく，準安定形に比べて吸収が大きい．
12 クラリスロマイシンとアルミニウム含有制酸剤を併用した場合，不溶性キレートが形成されるので，消化管吸収の低下が予想される．
13 シメチジンやオメプラゾールは，エルロチニブの消化管吸収を低下させる．
14 インドメタシンファルネシルを高脂肪食とともに服用すると，空腹時に比べてより高い血中濃度が得られる．
15 アセトアミノフェンの吸収は，メトクロプラミドとの併用により遅延する．
16 ノルフロキサシンの吸収は，水酸化アルミニウムゲルを含む制酸薬と併用すると，キレート形成のために低下する．
17 大豆イソフラボンの服用によりワルファリンの吸収が阻害され，ワルファリンの血中濃度が低下し，血液抗凝固作用を減弱する．
18 プロパンテリンは，ジゴキシンの消化管吸収を遅延させる．
19 高脂肪食摂取により，メナテトレノンの消化管吸収は低下する．
20 ドンペリドンは，胃内容排出速度を増加させるので，アセトアミノフェンの吸収速度を増大させる．

問2 経口投与時の吸収性に及ぼす製剤学的または物理化学的要因に関する記述のうち，正しいものはどれか．
 1 シクラシリンは，ケイ酸マグネシウムとキレートを形成する．両者の併用により，シクラシリンの吸収の顕著な低下が引き起こされる．

2 カフェインの無水物は水和物に比べて水に対する溶解速度が大きく,経口投与すると水和物に比べてより高い最高血中濃度を示す.
3 セフジニルと経口鉄製剤との併用によるセフジニルのバイオアベイラビリティの低下は,不溶性のキレートを形成するためである.
4 アムロジピンを水溶性高分子のポリビニルピロリドンを用いて固体分散体とする理由は,消化管においてアムロジピン分子どうしが凝集するのを防ぐためである.
5 ポリスチレンスルホン酸ナトリウムなど,陽イオン交換樹脂は,インドメタシンなどの酸性薬物とイオン結合するので,両者の併用で酸性薬物の消化管吸収の低下が予測される.

問3 経口投与時の吸収性に及ぼす製剤学的または物理化学的要因に関する記述のうち,正しいものはどれか.
1 プラバスタチンは,コレスチラミンとの併用によって吸収が増加する.
2 フェニトインを微粉化すると溶解速度が増加して,吸収性が増加する.
3 トリアゾラムはイトラコナゾールとの併用によって吸収が阻害され,その催眠効果が減弱する.
4 結晶多形を示すリボフラビンは,安定形のほうが,溶解速度が大きく,準安定形に比べて吸収が大きい.
5 ノルフロキサシンを牛乳と一緒に服用すると,吸収が低下する.

問4 経口投与時の吸収性に及ぼす製剤学的または物理化学的要因に関する記述のうち,正しいものはどれか.
1 シクロスポリンは,溶解性が極めて低いため,エマルジョン

1-4 吸収における相互作用

として投与することにより溶解性が改善し，経口吸収性が増大する．

2 シメチジンやオメプラゾールは，イトラコナゾールの消化管吸収を低下させる．
3 アンピシリンの無水物は水和物に比べて水溶液中の分解が速いため，経口投与すると水和物に比べて低い血中濃度しか得られない．
4 エリスロマイシンとアルミニウム含有制酸剤を併用した場合，不溶性キレートが形成されるので，消化管吸収の低下が予想される．
5 セファレキシンは，経口鉄製剤との併用により溶解性が増大し，吸収性が大幅に改善される．

問5 薬物の経口吸収動態についての記述のうち，正しいものはどれか．

1 インドメタシンファルネシルは，高脂肪食を摂取した後に服用すると，脂肪成分と結合するため，吸収量が減少する．
2 リファンピシンの反復投与により，小腸上皮細胞のP-糖タンパク質の発現が誘導され，ジゴキシンの吸収量が増大する．
3 リボフラビンは，十二指腸付近のトランスポーターにより吸収されるので，プロパンテリンの併用により吸収量が増大する．
4 セファレキシンの吸収は，ペプチドトランスポーター（PEPT1）を介したNa^+との共輸送により行われる．
5 グリセオフルビンは，その粒子径が小さいほど有効表面積が大きく，溶解が速いため，吸収速度が大きい．

問6 薬物の消化管吸収に関する薬物間相互作用の記述のうち，正しいものはどれか．

1 ミノサイクリンの吸収は，水酸化アルミニウムゲルを含む制酸薬と併用すると，キレート形成のために低下する．
2 セファレキシンの吸収は，メトクロプラミドとの併用により遅延する．
3 フェニトインを高脂肪食とともに服用すると，空腹時に比べてより高い血中濃度が得られる．
4 ウコンの服用は小腸のCYP3A4を誘導し，ジゴキシンの血中濃度を低下させる．
5 ブロッコリーを用いた食事は，トルブタミドの吸収が阻害されるため，トルブタミドの血中濃度の低下により，血糖降下作用を減弱する．

問7 薬物の消化管吸収に関する薬物間相互作用の記述のうち，正しいものはどれか．
1 イミプラミンは，胃内容排出速度を増加させるので，併用によりアセトアミノフェンの吸収速度を増大させる．
2 モサプリドは，併用によりアスピリンの消化管吸収速度を増大させる．
3 高脂肪食摂取により，フェニトインの消化管吸収は低下する．
4 セントジョーンズワート（西洋オトギリソウ）は，小腸のCYP3A4を誘導し，ミダゾラムの血中濃度を低下させることがある．
5 エリスロマイシンは，牛乳と一緒に服用すると，吸収阻害が起こることがある．

問8 薬物の消化管吸収に関する薬物間相互作用の記述のうち，正しいものはどれか．
1 セントジョーンズワート（西洋オトギリソウ）は，小腸の

CYP3A4を誘導し，ニフェジピンの血中濃度を低下させることがある．
2 プロパンテリンは，併用によりワルファリンの消化管吸収を増大させる．
3 高脂肪食摂取により，グリセオフルビンの消化管吸収は低下する．
4 アスピリンは，牛乳と一緒に服用すると，吸収阻害が起こることがある．
5 ドンペリドンは，胃内容排出速度を増加させるので，アセトアミノフェンの吸収速度を増大させる．

問9 ノルフロキサシン服用患者に対して注意を要する薬物・飲食物はどれか．
1 ブロッコリー
2 アルミニウム含有制酸剤
3 納豆
4 乳製品
5 グレープフルーツジュース

問10 コレスチラミン服用患者に対して注意を要する薬物・飲食物はどれか．
1 お茶
2 イブプロフェン
3 オレンジジュース
4 チーズ
5 シンバスタチン

問11 シプロフロキサシン服用患者に対して注意を要する薬物・飲食物はどれか．

1 お茶
2 牛乳
3 セントジョーンズワート（西洋オトギリソウ）
4 納豆
5 アルミニウム含有制酸剤

問 12 ワルファリン服用患者に対して注意を要する薬物・飲食物はどれか．

1 納豆
2 牛乳
3 コレスチラミン
4 テトラサイクリン
5 リボフラビン

問 13 60歳男性．脂質異常症および高血圧症の診断により，現在，処方1による薬物治療を行っている．本日，処方2が追加された．

（処方1）　ピタバスタチン Ca 錠 2 mg
　　　　　　　　　1回1錠（1日1錠）
　　　　　　　　　1日1回　夕食後　28日分
　　　　　ロサルタン K 錠 50 mg
　　　　　　　　　1回1錠（1日1錠）
　　　　　　　　　1日1回　朝食後　28日分
（処方2）　イコサペント酸エチル粒状カプセル 900 mg
　　　　　　　　　1回1包（1日2包）
　　　　　　　　　1日2回　朝夕食直後　28日分

イコサペント酸エチル粒状カプセルを食直後に服用する理由として，正しいものはどれか．

1 服薬タイミングをずらすことで，イコサペント酸エチルによるピタバスタチンの肝取り込み阻害を回避するため．
2 服薬タイミングをずらすことで，ロサルタンとイコサペント酸エチルの複合体形成を回避するため．
3 食事によって胃内容排出速度を低下させることで，イコサペント酸エチルの急激な血中濃度の上昇を避けるため．
4 食事によって胃酸分泌が亢進し，イコサペント酸エチルの溶解度が増加するため．
5 食事によって分泌された胆汁酸が，イコサペント酸エチルの可溶化を促進するため．

問14 60歳女性．排尿痛，頻尿の症状があり，近医を受診した．急性単純性膀胱炎と診断され，以下の処方箋を薬局に持参した．薬歴を確認すると，同一の医師より消化性潰瘍治療のためスクラルファート細粒90％の処方があり，毎食後に服用中であった．

(処方) シプロフロキサシン錠 100 mg
　　　　　　　　 1回1錠（1日2錠）
　　　　　　　　 1日2回　朝夕食後　14日分

シプロフロキサシンとスクラルファートの相互作用のため，医師へ処方箋の変更を提案することになった．内容として適切なのはどれか．
1 シプロフロキサシンをノルフロキサシンに変更する．
2 シプロフロキサシンをセフジニルに変更する．
3 シプロフロキサシンを服用後，2時間以上あけてスクラルファートを服用するように用法を変更する．
4 シプロフロキサシンを増量する．
5 スクラルファートをアルギン酸ナトリウムに変更する．

問 15 68歳男性．狭心症．かかりつけ医を受診し，定期的に処方1の薬剤を服用している．来局時の聞き取りにより，この患者は最近，ほかの医療機関で非小細胞肺がんと診断され，エルロチニブ塩酸塩錠による化学療法の実施が予定されているとのことであった．

(処方1) アスピリン腸溶錠 100 mg
  1回1錠（1日1錠）
 エソメプラゾールマグネシウム水和物カプセル 20 mg
  1回1カプセル（1日1カプセル）
 ビソプロロールフマル酸塩錠 5 mg
  1回1錠（1日1錠）
  1日1回　朝食後　28日分

薬剤師は，かかりつけ医に化学療法に関する聞き取りの内容を伝え，処方変更について提案した．その内容として最も適切なのはどれか．

1 アスピリン腸溶錠を中止する．
2 エソメプラゾールマグネシウム水和物カプセルを中止する．
3 エソメプラゾールマグネシウム水和物カプセルをラニチジン錠に変更する．
4 ビソプロロールフマル酸塩錠を中止する．
5 ビソプロロールフマル酸塩錠をベラパミル塩酸塩錠に変更する．

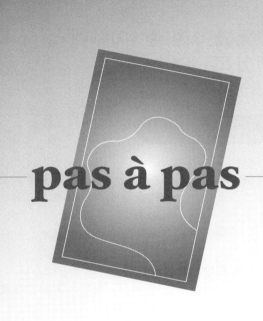

第 2 章

分　　布

2-1 薬物の組織への移行と分布

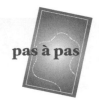 pas à pas

問題 1

薬物の組織分布に関する記述のうち,正しいものはどれか.
1 肝臓,腎臓,肺などの組織では,組織単位質量あたりの血流量が小さいため,一般に血液から組織への薬物移行が遅い.
2 一般に,脂溶性の高い薬物の組織移行性は高く,分布容積は大きい.
3 薬物の分布容積は,総体液量を超えることはない.
4 血漿中でタンパク結合していない薬物のみが生体膜を透過し組織に分布する.
5 薬物の組織分布が平衡に達すると,血漿中と組織中の非結合形分率は等しくなる.

解答 2, 4

解説

1 × 肝臓,腎臓,肺などの組織では,組織単位質量あたりの血流量が大きいため,一般に血液から組織への薬物移行が速い.
2 ○ 一般に脂溶性が高い薬物は生体膜透過性が大きいため,組織移行性は高く,分布容積は大きくなる.

3 × 組織成分との結合が強い薬物の分布容積は,総体液量を超えることがある.
4 ○ 血漿タンパク質に結合している薬物は,生体膜を透過することができない.
5 × 薬物の組織分布が平衡に達すると,血漿中と組織中の非結合形濃度が等しくなるが,非結合形分率は等しくならない.

Check Point

組織移行性の支配要因
- 組織血流量
  → 薬物は基本的に血流により運搬される.
     (血流量が大きい臓器:肝臓,腎臓,肺,脳など)
     (血流量の小さい臓器:皮膚,筋肉,脂肪組織,骨)
- 薬物の組織-血液間分配係数,K_p値(「2-5 薬物の組織への移行性」参照)
  → 血液中タンパク結合,組織結合により支配される.

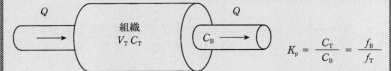

$$K_p = \frac{C_T}{C_B} = \frac{f_B}{f_T}$$

C_T:組織中薬物濃度
C_B:血中薬物濃度
f_T:組織中非結合形分率
f_B:血中非結合形分率

- 薬物の膜透過性
  → 薬物の脂溶性,分子量(分子サイズ),輸送担体が介在する膜透過
     (分布の度合いと分布時間に影響を与える)

問題 2

薬物の分布容積に関する記述のうち，正しいものはどれか．
1 分布容積は，体内薬物量を組織中薬物濃度で除することで得られる．
2 組織移行性の大きい薬物の分布容積は，血漿容積に近い値となる．
3 組織中非結合形分率に対する血漿中非結合形分率の比が大きい薬物ほど，分布容積は大きい．
4 組織移行性の大きい薬物の分布容積は，血漿中非結合形分率に反比例する．
5 体重 1 kg あたりの分布容積が 0.6 L の薬物は，血漿を含む細胞外液におもに分布する．

解答　3

解説

1 × 分布容積は，体内薬物量を血漿中濃度で除することで得られる．
2 × 組織移行性の小さい薬物の分布容積は，血漿容積に近い値となる．
3 ○ 分布容積（V_d）は V_d = 血漿容積 + 血漿中非結合形分率 / 組織中非結合形分率 × 組織容積で求めることができる．
4 × 組織移行性の大きい薬物の分布容積は，血漿中非結合形分率に比例する．
5 × 体重 1 kg あたりの分布容積が 0.6 L の薬物は，細胞内を含む全体液に分布する．

2-1 薬物の組織への移行と分布

Check Point

組織移行性は血液中と組織中のタンパク結合の大小関係に依存する！

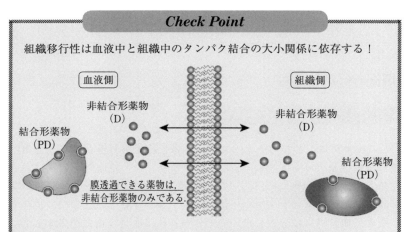

	タンパク結合の強さと組織移行性		
タンパク結合	組織中＜血漿中	組織中＞血漿中	非結合形分率を用いた式
組織移行性	小	大	$K_p = \dfrac{C_T}{C_B} = \dfrac{f_B}{f_T}$
分布容積	小	大	$V_d = V_B + \dfrac{f_B}{f_T} V_T$
非結合形分率 (f)	$f_B < f_T$	$f_T < f_B$	

V_B：血液容積
V_T：組織容積

問題3

次の薬物のなかで分布容積が血漿容積に相当するものはどれか.
1　アミオダロン
2　アンチピリン
3　インドシアニングリーン
4　エバンスブルー
5　チオペンタール

解答　3, 4

解説

1のアミオダロンと5のチオペンタールは,組織移行性が高く,分布容積は全体液量よりも大きい.2のアンチピリンは,細胞膜を容易に通過するため,身体全体にほぼ均一な濃度で分布する.3のインドシアニングリーンと4のエバンスブルーは,血漿タンパク質とほぼ完全に結合するため,血管外には分布しないので分布容積は血漿容積に相当する.

Check Point

分布容積は薬物の物理化学的特徴とタンパク結合性を反映する！

V_d	特徴	薬物
血漿容積 (3 L)	水溶性，血漿タンパク質と強固に結合	エバンスブルー，ワルファリン，トルブタミド，フロセミド，インドシアニングリーン
細胞外液量 (12 L)	血管外には移行するが，血漿タンパク結合が強固	イブプロフェン，ゲンタマイシン，フェニルブタゾン
全体液量 (36 L)	細胞膜を容易に透過する．均一に分布	アンチピリン，テオフィリン，フェニトイン，カフェイン
$V_d > 36$ L	細胞膜を容易に透過し，組織中タンパク質に結合	チオペンタール，リドカイン，イミプラミン，アミオダロン，プロプラノロール，ジゴキシン

演習問題

問1 次の記述の正誤を答えなさい．
1. 一般に，水溶性の高い薬物の組織移行性は高く，分布容積は大きい．
2. 皮膚，筋肉，脂肪などの組織では，組織単位質量あたりの血流量が大きいため，一般に血液から組織への薬物移行が速い．
3. 分布容積の変動要因として薬物の血漿タンパク結合，組織結合，組織容積および血漿容積がある．
4. 薬物の血漿タンパク結合が大きいほど，分布容積は大きい．
5. 薬物の組織結合率が大きいほど，分布容積は大きい．
6. 組織移行性の大きい薬物の分布容積は，血中タンパク非結合形分率に比例する．
7. 新生児，乳児，小児は成人に比べて水溶性薬物の体重あたりの分布容積は小さい．
8. 高齢者では体脂肪量/体水分量の値が上昇するため，脂溶性薬物の体重あたりの分布容積は減少する．
9. アンチピリンは細胞膜の透過性が高く，その分布容積は全体液量にほぼ等しい．
10. イミプラミンの分布容積は血漿容積にほぼ等しい．

問2 薬物の分布容積をあらわす式はどれか．ただし，血漿容積を V_p，組織容積を V_t，薬物の血漿中濃度を C_p，薬物の組織中濃度を C_t とする．

1. $V_p + \dfrac{C_t}{C_p} \times V_t$
2. $V_p \times \dfrac{C_t}{C_p} + V_t$
3. $V_p + \dfrac{C_p}{C_t} \times V_t$
4. $V_p \times \dfrac{C_p}{C_t} + V_t$
5. $V_p \times \dfrac{C_p}{C_t} - V_t$

問3 薬物の分布容積をあらわす式はどれか．ただし，血漿容積を V_p，組織容積を V_t，薬物の血漿中非結合形分率を f_p，薬物の組織中非結合形分率を f_t とする．

1 $V_p + \dfrac{f_t}{f_p} \times V_t$　　2 $V_p \times \dfrac{f_t}{f_p} + V_t$　　3 $V_p + \dfrac{f_p}{f_t} \times V_t$

4 $V_p \times \dfrac{f_p}{f_t} + V_t$　　5 $V_p \times \dfrac{f_p}{f_t} - V_t$

問4 分布容積の変動要因として正しいものはどれか．
 1 血漿容積
 2 バイオアベイラビリティ
 3 タンパク結合率
 4 消失速度定数
 5 尿中排泄率

問5 分布容積が全体液量より著しく大きい薬物の特徴に関する記述として，正しいものはどれか．
 1 分子量が大きく，水溶性が高い．
 2 血漿タンパク質との結合性が高く，血管外に分布しない．
 3 細胞内での結合性が高く，組織中に蓄積する．
 4 細胞膜透過性が高く，タンパク質結合性が低いため，全体液中へほぼ均一に分布する．
 5 組織中非結合形分率より血漿中非結合形分率が大きい．

問6 単位時間・単位臓器質量あたりの組織血液量が大きく，薬物の血液から組織への移行が大きいものはどれか．
 1 脂肪組織　　2 肝臓　　3 腎臓
 4 筋肉　　5 皮膚

問 7 薬物の分布容積に関する記述のうち，正しいものはどれか．
1. 分布容積は，血漿中薬物濃度を体内薬物量で除することで得られる．
2. 分布容積の最小値は，組織容積である．
3. 血漿タンパク結合の変動が分布容積に及ぼす影響は，組織結合性が小さい薬物ほど顕著である．
4. 血漿タンパク結合率が著しく高く，組織結合は無視できるほど低い薬物の分布容積は，血漿容積に近似できる．
5. 組織成分との結合が強い薬物の分布容積は，総体液量を超えることがある．

問 8 薬物の組織分布に関する記述のうち，正しいものはどれか．
1. アミオダロンは組織に広く分布し，その分布容積は全体液量より極めて大きい．
2. インドシアニングリーンは，血漿中のアルブミンと強固に結合するため，その分布容積は全体液量にほぼ等しい．
3. エバンスブルーは血漿タンパク質との結合が強く，ほとんど血漿中に分布し，その分布容積は血漿容積にほぼ等しい．
4. ワルファリンは血漿タンパク質にほとんど結合しないため，その分布容積は全体液量より大きい．
5. チオペンタールは生体膜透過性が低く，その分布容積は血漿容積にほぼ等しい．

問 9 ジゴキシンを投与されている患者が肝硬変を発症した場合，ジゴキシンの分布容積の変化に関する記述のうち，正しいものはどれか．
1. 血漿容積は変化しない．
2. 分布容積は変化しない．
3. 血漿タンパク非結合率が減少するため，分布容積が減少す

る．
4 血漿タンパク非結合率が増加するため，分布容積が増加する．
5 組織容積が増加するため，分布容積が増加する．

2-2 タンパク結合

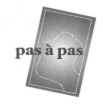

問題 1

薬物の血漿タンパク結合に関する記述のうち,正しいものはどれか.

1. アレニウスプロットは,結合定数やタンパク質1分子あたりの薬物結合部位数を求める際に用いるプロットの1つである.
2. 肝硬変などの肝疾患時においては,血漿タンパク質の変動により,血漿中の薬物の非結合形分率や分布容積が変化することがある.
3. アルブミンは血漿中に約 4 g/dL 存在し,プロプラノロールやイミプラミンのような塩基性薬物と強く結合する.
4. 薬物の組織への分布が平衡に達すると,血漿中と組織中の非結合形分率は等しくなる.
5. 薬物と血漿タンパク質との結合の親和性は結合定数であらわされ,この数値が大きいほど親和性が高い.

解答 2, 5

解説

1 × アレニウスプロットは,頻度因子および活性化エネルギーを求

める際に用いられるプロットの1つである．問題文にある結合定数やタンパク質1分子あたりの薬物結合部位数を求める際に用いるプロットはスキャッチャード(Scatchard)プロットである．

2 ○ 肝疾患時には血漿アルブミン濃度が減少するため，タンパク結合率や分布容積が変化する．また，黄疸時には血漿ビリルビンが増加し，血漿タンパク質の競合が起こるため分布容積も変動する．

3 × アルブミンは血漿タンパク質のなかで最も多く存在している（約 4 g/dL）．おもに酸性薬物と結合する．一方，α_1-酸性糖タンパク質の血漿中濃度は，アルブミンの50分の1程度である．α_1-酸性糖タンパク質は，おもにイミプラミンやプロプラノロールなどの塩基性薬物と結合する．

4 × 非結合形薬物のみ自由に血漿と組織を行き来することができるので，薬物の組織への分布が平衡に達すると，血漿中と組織中の非結合形濃度が等しくなる．

5 ○ 薬物と血漿タンパク質との結合定数（K）はタンパク結合反応における平衡定数のことであり，

$$K = \frac{[結合形薬物濃度]}{[非結合形結合部位濃度][非結合形薬物濃度]}$$

と求めることができる．この式を用いると結合形薬物濃度の値が大きい場合，結合定数が大きくなる．結合定数は，結合親和性（血漿タンパク結合性）の指標になる．

Check Point

血漿中のおもな結合タンパク質は2種類！
- ●おもな血漿タンパク質の種類
  - ・α_1-酸性糖タンパク質（塩基性薬物との親和性が高い）
  - ・アルブミン（酸性薬物との親和性が高い）
- ●アルブミンは分子量 66,000 の血漿タンパク質のなかで最も多く存在している．血漿中濃度は，4〜5 w/v%．

アルブミン	α_1-酸性糖タンパク
ワルファリン，トルブタミド，フロセミド，フェニトイン，ジアゼパム，グリベンクラミド，アスピリン，インドメタシン，イブプロフェン，クロフィブラート，ジギトキシン，サルファ剤	アミオダロン，キニジン，ジソピラミド，プロプラノロール，リドカイン，イミプラミン，クロルプロマジン，フルボキサミン

- ●アルブミンの特異的薬物結合部位
  - ・ワルファリンサイト（サイトI）
  - ・ジアゼパムサイト（サイトII）
  - ・ジギトキシンサイト（サイトIII）
- ●複数の同一サイトに結合する薬物が存在する場合には，各薬物の結合定数の差によって結合の競合的拮抗作用が起こる．

問題2

ある薬物のアルブミンに対する結合定数を，半透膜の袋を用いた平衡透析法により測定した．袋の内液中のアルブミンの濃度を 1.5 mmol/L，外液中の薬物初濃度を 3.0 mmol/L とし，平衡状態に達したときの外液中の薬物濃度を測定したところ，0.2 mmol/L であった．薬物の結合定数 K (L/mmol) を求めなさい．ただし，アルブミン1分子あたりの薬物の結合部位数を2とする．また，内液および外液の容積は同じで，薬物もアルブミンも容器や膜には吸着しないものとする．

解答 32.5 L/mmol

解説

平衡透析法の基本的な考え方は，薬物のみ半透膜を自由に透過できるので，平衡後，外液と袋内の非結合形薬物濃度は等しくなる．
平衡後の袋内の薬物濃度を C とする．
平衡前，　外液：3.0 mmol/L，　袋内：0
平衡後，　外液：0.2 mmol/L，　袋内：C
半透膜の外液と袋内の体積は等しいので，平衡後の袋のなかの濃度は，
$C = 3.0 - 0.2 = 2.8$ mmol/L
非結合形薬物濃度は，0.2 mmol/L で外液と袋内液の濃度は等しい．これより，結合した薬物濃度 C_b は　$2.8 - 0.2 = 2.6$ mmol/L
ここで，全結合部位濃度は結合部位数と全アルブミン濃度をかけたものである．非結合形のアルブミン結合部位濃度 P_f は平衡の前後で，
平衡前，　$2 \times 1.5 = 3.0$ mmol/L
平衡後，　$3.0 - 2.6 = 0.4$ mmol/L となる．

これより，
C_f : 0.2 mmol/L
P_f : 0.4 mmol/L
C_b : 2.6 mmol/L

$$K = \frac{[C_b]}{[C_f][P_f]} = \frac{2.6 \text{ mmol/L}}{0.2 \text{ mmol/L} \times 0.4 \text{ mmol/L}} = 32.5 \text{ L/mmol}$$

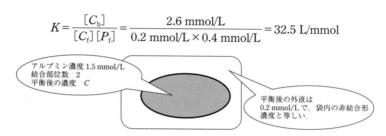

Check Point

半透膜を隔てて非結合形薬物濃度が等しくなっている状態でタンパク結合を測定する．
全結合部位濃度は，アルブミン1分子あたりの結合部位数と全アルブミン濃度の積により求められる．

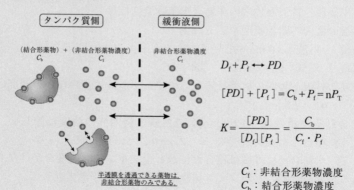

問題3

薬物の血漿タンパク結合の測定に際し，非結合形薬物を分離する方法として，一般的なのはどれか．
1 溶媒抽出法
2 塩析法
3 再結晶法
4 逆浸透圧法
5 限外ろ過法

解答 5

解説

非結合形薬物を分離することによりタンパク結合の測定が可能となる．Check Point にあるように，大きく分けて平衡透析法と限外ろ過法がある．どちらの方法も半透膜を隔てて非結合形薬物濃度が等しくなっている状態でタンパク結合を測定する．

1 × 溶媒抽出法は，混じり合わない2つの溶媒を用いて，2相間でどちらに分配しやすいか（溶けやすいか）を利用した分離法である．
2 × 塩析法は，低分子有機化合物やタンパク質など溶質が，高濃度の塩の溶液では溶解度が低下し析出してくる．この性質を利用し溶質を分離する方法である．
3 × 再結晶法は，溶解度の差を利用して固体どうしの混合物を分離する方法である．有機化学合成により得られた純度の低い生成物から不純物を取り除き，より純度の高い生成物の結晶を取り出す方法である．

4 × 半透膜の両側に溶液と溶媒とを置き,溶液側を加圧すると,浸透圧により溶液中の溶媒のみが溶媒側に移動する.この性質を利用し,溶質を濃縮・分離する方法のことを逆浸透圧法とよぶ.
5 ○ 遠心などによりタンパク質の存在する溶液側に圧力をかけると,ろ液として溶液は半透膜の反対側に押し出される.タンパク質は半透膜を通過できないため,非結合形薬物のみ半透膜を通過する.これにより非結合形薬物を分離する方法である.

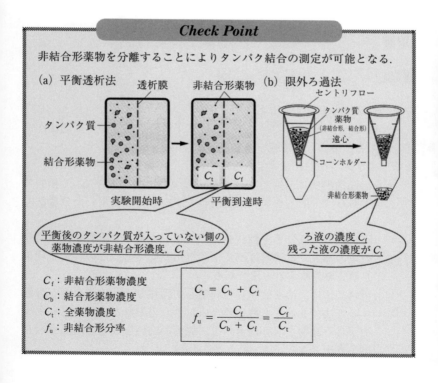

問題4

薬物Aと薬物Bのアルブミンとの結合実験を行った.その結果を下図に示す解析を行い,直線関係を得た.その結果に関する記述のうち,正しいものはどれか.ここで,C_f は非結合形薬物濃度,γ はアルブミン1分子あたりの結合薬物分子数である.

1 このプロットのy軸切片は,薬物Aの血漿タンパク質に対する結合部位数に解離定数をかけたものに等しい.
2 薬物Aと薬物Bのアルブミン分子上の結合部位数は等しい.
3 薬物Aと薬物Bのアルブミンとの結合は,いずれも薬物濃度に依存しない.
4 薬物Aの結合定数のほうが薬物Bの結合定数より大きい.
5 下図は逆数プロットとよばれる.

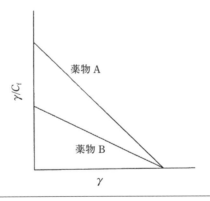

解答 2, 4

解説

スキャッチャード (Scatchard) プロットは，タンパク結合実験により得られた非結合形薬物濃度と結合形薬物濃度との関係を直線化するものである．右下がりの直線が描け，x軸切片から結合数 n，傾きの絶対値から結合定数 K が求まる．

1　×　y軸切片は，結合定数と血漿タンパク分子に対する結合部位数の積 (nK) に等しい．
2　○　記述の通りである．
3　×　結合は，濃度依存的に変化し薬物濃度の高い領域では飽和している．
4　○　記述の通りである．
5　×　スキャッチャードプロットとよばれている．

Check Point

スキャッチャードプロットによりタンパク結合に関するパラメーターを求められる！

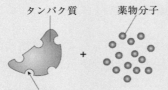

薬物結合部位

タンパク質1分子あたりの薬物結合部位数 n と全タンパク質濃度 P_T の積より，結合部位濃度を求める．

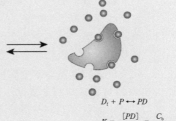

$$D_f + P \leftrightarrow PD$$

$$K = \frac{[PD]}{[D_f][P_f]} = \frac{C_b}{C_f \cdot P_f}$$

$$[PD] + [P_f] = C_b + P_f = nP_T$$

$$\gamma = \frac{[PD]}{P_T} = \frac{C_b}{P_T}$$

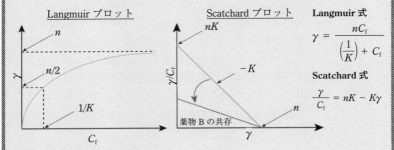

Langmuir 式

$$\gamma = \frac{nC_f}{\left(\frac{1}{K}\right) + C_f}$$

Scatchard 式

$$\frac{\gamma}{C_f} = nK - K\gamma$$

C_f：非結合形薬物濃度
C_b：結合形薬物濃度
P_t：全タンパク質濃度
n：結合部位数
P_f：非結合形結合部位濃度

薬物 B が競合阻害を引き起こすと，結合定数が低下し，傾きが緩やかになる．

演習問題

問1 次の記述の正誤を答えなさい.

1 スキャッチャード（Scatchard）プロットは結合定数やタンパク質1分子あたりの薬物結合部位数を求める際に用いられるプロットの1つである.
2 薬物の血漿タンパク結合の測定に用いられる平衡透析法は，血漿タンパク質に結合している結合形タンパク質のみが半透膜を透過できることを利用した測定方法である.
3 α_1-酸性糖タンパク質は，おもに酸性薬物と強く結合する.
4 一般に血漿タンパク質と薬物の結合反応は，極めて速い非可逆反応である.
5 血漿タンパク結合率が低い薬物の分布容積は小さい.
6 アルブミンは血漿タンパク結合に関与し，その重量濃度（w/v%）は血漿中に含まれる全タンパク質のなかで最も高い.
7 ジアゼパムは血漿アルブミン分子上のサイトIIに結合する.
8 ジゴキシンは血漿アルブミン分子上のサイトIIIに結合する.
9 血漿タンパク結合の結合定数が小さい薬物は，ある用量を超えると急激に血漿中の遊離形薬物の割合が高くなる.
10 薬物のタンパク結合が Langmuir 式であらわされるとき，タンパク質との結合に競合的置換が生じた場合，結合部位数 n は変動しないが，結合定数 K は増加する.

問2 血漿アルブミン分子のサイトIに結合するものはどれか.

1 イブプロフェン
2 ジゴキシン
3 フロセミド
4 フェニトイン
5 ジアゼパム

2-2 タンパク結合

問 3 炎症時に増加する血漿タンパク質である α_1-酸性糖タンパク質と強く結合する薬物はどれか.
1 ジソピラミド
2 イブプロフェン
3 グリベンクラミド
4 プロプラノロール
5 ワルファリン

問 4 血漿タンパク質と,血漿タンパク質と薬物の結合に関する記述のうち,正しいものはどれか.
1 血漿タンパク質と薬物の結合は,通常,共有結合である.
2 血漿タンパク質のうち,最も多く存在するのが γ-グロブリンである.
3 血漿タンパク質のうち,α_1-酸性糖タンパク質は多くの酸性薬物と結合する.
4 血漿アルブミン濃度は肝硬変で低下し,血漿中の薬物の非結合形の割合が増加する.
5 併用薬により血漿タンパク結合の競合阻害を受けた薬物は,単独投与の場合と比較して組織への分布量が増加する.

問 5 次の図は薬物のタンパク結合実験の結果をプロットしたものである.次の記述について.正しいものはどれか.ただし図中の γ は結合形薬物濃度/タンパク濃度の比を,C_f は非結合形薬物濃度をあらわす.
1 図1はスキャッチャード(Scatchard)プロットとよばれる.
2 図1から,この薬物のタンパク質1分子に対する結合部位数は100である.
3 図1から,この薬物に対する結合定数は $1 \ \mu M^{-1}$ である.
4 ほかの薬物により,タンパク結合の競合的阻害がある場合の

プロットは図2の破線のようになる．
5 図1や図2より，薬物が結合する部位は2種類存在することがわかる．

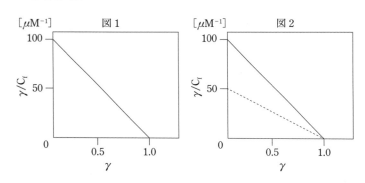

問6 ある薬物のアルブミンに対する結合定数を，平衡透析法を用いて測定した．半透膜で隔てた2つの透析セルの一方に 0.6 mmol/L のアルブミン溶液を加え，他方には 0.6 mmol/L の薬物溶液を同容積加えた．平衡状態に達したとき，アルブミン溶液中の薬物濃度は 0.4 mmol/L，他方の薬物濃度は 0.2 mmol/L であった．薬物の結合定数 K (L/mmol) を求めなさい．ただし，アルブミン1分子あたりの薬物の結合部位数を1とし，薬物およびアルブミンは容器や膜に吸着しないものとする．

問7 ある薬物のアルブミンへの結合定数は 10 $(\mu mol/L)^{-1}$，結合部位数は2である．この薬物のアルブミン結合に関する Scatchard プロットを実線であらわし，結合が競合的に阻害された場合を点線であらわすとき，正しい図はどれか．ただし，図中の γ はアルブミン1分子あたりに結合している薬物の分子数を，$[D_f]$ ($\mu mol/L$) は非結合形薬物濃度を示す．

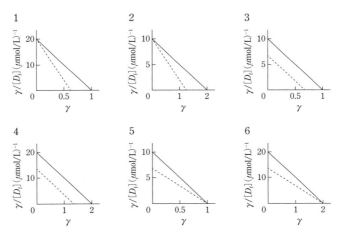

問8 薬物のタンパク結合がLangmuir式であらわされるとき，次の記述のうち，正しいものはどれか．

1 解離定数が小さい薬物では，薬物濃度がある限度以上になると，血漿中の非結合形分率が急激に増大し，過度の薬効を発現する場合がある．

2 フロセミドは，ワルファリンの血漿タンパク結合を非競合的に阻害する．

3 タンパク質が薬物分子に対して同じ親和性をもつとき，横軸に薬物の非結合形濃度の逆数，縦軸にタンパク質1分子あたりの結合形薬物分子数の逆数をとると右上がりの直線が得られ，縦軸との切片の逆数はタンパク質1分子あたりの薬物の結合部位数になる．

4 タンパク結合における競合的阻害現象がある場合，阻害物質の存在で，当該薬物のみかけの結合定数が増大するが，タンパク質の結合部位数には変化はない．

5 インドメタシンは,ワルファリンの血漿タンパク結合を競合的に阻害し,血液抗凝固作用を増強する.

問9 下図は,薬物と血漿タンパク質との結合実験の結果から得られた両逆数プロットである.この薬物の血漿タンパク質に対する結合定数 K ((μmol/L)$^{-1}$) を求めなさい.ただし,図中の γ は血漿タンパク質1分子あたりに結合している薬物の分子数を,$[D_f]$ (μmol/L) は非結合形薬物濃度を示す.また,$1/[D_f]$ が250のとき $1/\gamma$ は3を示すとする.

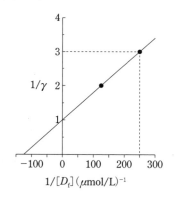

問10 薬物の血漿タンパク結合の解析に用いられる式はどれか.
1 Henderson–Hasselbälch 式　　2 Langmuir 式
3 Augsberger 式　　4 Arrhenius 式
5 Cockcroft–Gault 式

2-3 脳・胎児・母乳への移行

問題 1

32歳女性．消化器外来に通院中．数日前からじん麻疹を発症し，抗アレルギー薬が追加処方されることになった．担当医師から薬剤師に対して，「患者がなるべく眠くならない薬剤を希望しているが，推奨できるものは何か」と問い合わせがあり，フェキソフェナジンを薦めた．

図は薬物の血液脳関門透過速度と 1-オクタノール / 水分配係数の関係を示したものである．フェキソフェナジンについて，正しい記述はどれか．

ただし，B群の薬物においては血液脳関門透過速度と分子量で補正した分配係数との間に，図に示す直線関係がみられている．

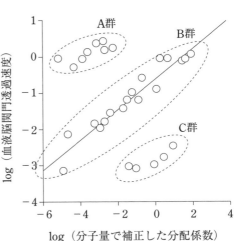

1 アミノ酸やグルコースなどの栄養物質と同様にA群に属する.
2 B群に属し,血液脳関門透過はpH分配仮説に従う.
3 B群に属し,脳内への移行に輸送担体(トランスポーター)が関与している.
4 レボドパやバクロフェンと同様にC群に属する.
5 C群に属し,P-糖タンパク質によって脳内への移行が妨げられる.

解答　5

解説

(第99回薬剤師国家試験　問268, 269参照)

フェキソフェナジンはP-糖タンパク質によって血液側に排出輸送されるため,その血液脳関門透過速度は脂溶性から予測される値より低い.

A群に属するアミノ酸やグルコースなどの水溶性が高い栄養物質を輸送する輸送担体は,脳内への輸送に関与する.

B群に属する薬物は,pH分配仮説に従って,血液脳関門を透過する.

C群は脂溶性が高いが,P-糖タンパク質によって脳内から血液側へ排出される.

Check Point

様々な物質の血液から脳組織への取り込みクリアランス（透過性の指標で，膜透過係数と細胞膜表面積の積）について，物質のオクタノール/水分配係数（油水分配係数）および分子量との関係を下図に示す．単純拡散による透過性は薬物の脂溶性および分子量に依存し，脂溶性が高いほど，また，分子量が小さいほど透過性が高い傾向がわかる（図a）．また，酸性あるいは塩基性薬物の場合，イオン化していない分子形のほうがイオン形に比較して脂溶性が高く，細胞膜を透過しやすい（→ pH分配仮説，第1章 p. 8）．ただし，一部の物質は，脂溶性や分子量と取り込みクリアランスとの相関関係から大きく外れていることがわかる（図b）．例えば，グルコースやアミノ酸などの栄養物質は脂溶性が低く，単純拡散では血液脳関門を透過しないが，輸送担体（トラ

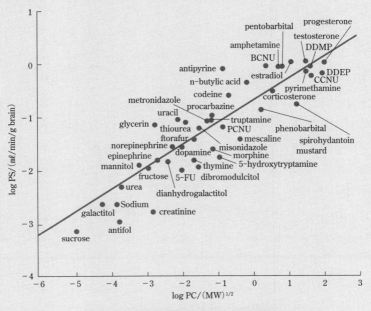

図a 血液脳関門透過性と脂溶性の相関図

ンスポーター)を介した効率的な供給によって,これら物質の透過性はそれらの脂溶性から予測されるより高い.また,高脂溶性であるが輸送担体によって血液側に排出輸送されることで透過性が低い薬物も存在する.つまり,薬物の血液脳関門透過は,脂溶性,分子量に加えて,担体介在輸送の影響を強く受ける.

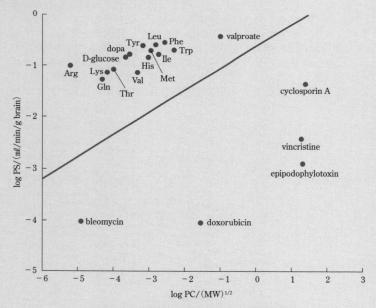

図b 血液脳関門透過性と脂溶性の相関図
(寺崎哲也ほか (1994) カレントテラピー, vol. 12(11), p. 147, p. 148, 図1および図3, ライフメディコムを一部改変)

問題2

図は脳毛細血管の断面を模式的に示したものである．1〜6のうち，P-糖タンパク質の局在と機能をあらわすのはどれか．ただし，矢印は薬物の輸送方向を示す．

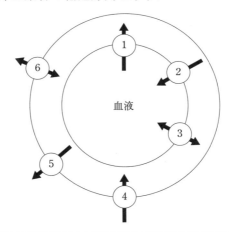

解答 2

解説

（第105回薬剤師国家試験 問42参照）
P-糖タンパク質は脳毛細血管内皮細胞の血液側細胞膜に局在し，薬物を血液側に汲み出している．

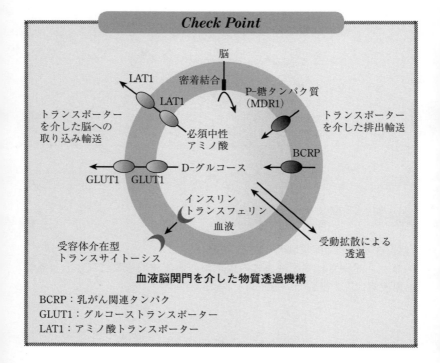

2-3 脳・胎児・母乳への移行

問題3

レボドパと，その薬効増強を目的として配合されているベンセラジドに関する記述のうち，正しいものはどれか．
1 レボドパは，おもにアミノ酸トランスポーターLAT1により脳内に移行する．
2 レボドパは，おもに単純拡散により脳内に移行する．
3 ベンセラジドは，おもにモノアミン輸送系により脳内に移行する．
4 ベンセラジドは，脳におけるレボドパからドパミンへの代謝を阻害する．
5 ベンセラジドは，末梢組織におけるレボドパからドパミンへの代謝を阻害する．

解答　1，5

解説

1 ○　Na^+非依存性の中性アミノ酸トランスポーターLAT1によって輸送される．
2 ×　担体介在輸送LAT1により脳内に輸送される．
3 ×　単純拡散により末梢組織に移行する．
4 ×　レボドパはドパミンのプロドラッグである．レボドパのまま脳に到達し，血液脳関門を透過し，脱炭酸酵素によりドパミンへ代謝される．
5 ○　4の解説参照．

Check Point

LAT1は，薬物を中枢作用させる輸送担体（トランスポーター）として重要である（下図）．パーキンソン病は脳内のドパミン欠乏が原因であるが，ドパミンは血液脳関門を透過できないため，血液から直接補充することはできない．パーキンソン病治療薬であるレボドパはアミノ酸構造をもつプロドラッグであり，LAT1に認識されて血液から脳内に移行し，脳内で脱炭酸を受けてドパミンへと変換され，作用する．経口投与されたレボドパの多くは中枢組織に到達する前に，末梢のドパ脱炭酸酵素あるいはカテコール-O-メチル転移酵素（COMT）により代謝されるため，中枢神経系に効率的に移行させることを目的として，脱炭酸酵素阻害薬であるカルビドパあるいはベンセラジド，およびCOMT阻害薬であるエンタカポンと併用投与される．なお，カルビドパやベンセラジドの血液脳関門透過性は低いため，中枢におけるレボドパの脱炭酸によるドパミンへの変換は阻害しない．さらに，LAT1は抗てんかん薬であるガバペンチン，神経障害性疼痛の治療薬であるプレガバリン，抗痙縮薬であるバクロフェンも輸送し，これらの中枢作用の発揮に寄与している．

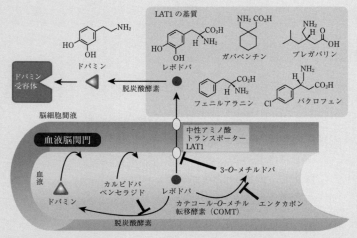

中性アミノ酸トランスポーターLAT1を介した薬物の脳移行

問題 4

薬物の胎盤透過に関する記述のうち，正しいものはどれか．
1 一般に，分子量 5,000 以上の薬物も透過して胎児へ移行する．
2 胎盤には P-糖タンパク質が発現し，薬物の胎児への移行を促進している．
3 多くの薬物の胎盤透過は，pH 分配仮説に従う．
4 一般に，母体中の血漿タンパク質結合形薬物は，胎児へ移行しない．
5 一般に，水溶性の高い薬物ほど胎盤を透過しやすい．

解答 3，4

解説

1 × 一般に，分子量 5,000 以上の薬物は胎盤を透過しないので，胎児への移行はない．
2 × P-糖タンパク質は排出方向の輸送担体（トランスポーター）なので，薬物の胎児への移行は阻害される．
3 ○ 多くの薬物の場合，受動拡散機構なので，pH 分配仮説に従う．
4 ○ 血漿タンパク結合形薬物は生体膜を透過しない．胎盤関門は合胞体栄養膜細胞で形成されているので薬物移行には，生体膜を透過する必要がある．
5 × 一般に，水溶性の高い薬物ほど胎盤透過性は低い．

Check Point

母体血と胎児血は胎盤関門（placental barrier 合胞体栄養膜細胞層）を介して向き合い，母胎間の物質交換が活発となる．妊娠 16 週（妊娠 5 か月）以降は潜在過敏期とよばれ，催奇形性の可能性はほぼなくなる．一方，アンジオテンシン II 受容体拮抗薬やアンジオテンシン変換酵素阻害薬，非ステロイド性抗炎症薬など，胎盤関門を透過して胎児に移行した薬物による機能的異常の発生（胎児毒性）を考慮すべき時期となる．

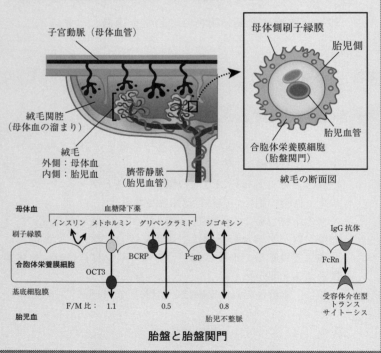

胎盤と胎盤関門

問題 5

薬物の乳汁移行性に関する記述のうち，正しいものはどれか．
1 乳汁は血漿に比べて塩基性であるため弱酸性薬物は乳汁中に移行しやすい．
2 乳汁は血漿に比べて塩基性であるため弱塩基性薬物は乳汁中に移行しやすい．
3 乳汁は血漿に比べて酸性であるため弱塩基性薬物は乳汁中に移行しやすい．
4 乳汁は血漿に比べて酸性であるため弱酸性薬物は乳汁中に移行しやすい．
5 乳汁と血漿のpHは同じであるため薬物が弱酸性あるいは弱塩基性であることは乳汁移行性に影響を及ぼさない．

解答 3

解説

pH分配仮説で考える．乳汁（pH6.4〜7.2）は血漿（pH7.4）に比べて酸性側である．乳汁中でイオン形分率が多く，血漿中で分子形分率が多くなるのは，弱塩基性薬物である．よって，弱塩基性薬物は乳汁中に移行しやすい（p.112 Check Point参照）．

Check Point

乳汁移行をしやすい薬物（塩基性薬物）
ゾニサミド，ダントロレン，アミオダロン，ダナゾール，ジドブジン，ネビラピン，バルガンシクロビル，ラミブジン，アデホビルピボキシル，リバビリン，メトロニダゾール

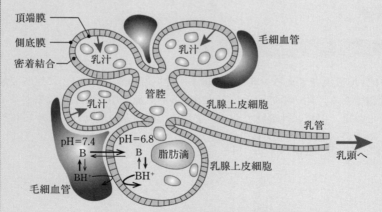

乳腺小葉における乳汁産生と pH 分配仮説に基づく
弱塩基性の薬物の薬物透過

演習問題

問1 血液脳関門に関する記述のうち，正しいものはどれか．
1 血液脳関門の実体は，脈絡叢上皮細胞である．
2 分子量の大きな薬物は，血液脳関門を透過しやすい．
3 血液脳関門には種々の栄養物質の輸送系が存在し，一部の薬物はこの輸送系によって脳内へ分布する．
4 薬物の水溶性が高いほど，単純拡散による脳への移行性は大きい．
5 脳毛細血管内皮細胞に存在するP-糖タンパク質は，一部の薬物の脳内移行を妨げている．

問2 薬物の脳移行に関する記述のうち，正しいものはどれか．ただし，血漿と脳組織間で薬物分布が平衡状態にあるものとする．
1 血液脳関門では毛細血管内皮細胞が密着結合で強く連結しているため，薬物が脳移行するためには毛細血管を経細胞的に透過しなければならない．
2 薬物の血漿中非結合形分率の増大は，血漿中薬物濃度に対する脳内薬物濃度の比を上昇させる．
3 単純拡散のみで血液脳関門を透過する薬物では，血漿中非結合形濃度よりも脳内非結合形濃度のほうが高くなる．
4 血液脳関門に発現するP-糖タンパク質MDR1は，基質となる薬物の血漿中非結合形濃度に対する脳内非結合形濃度の比を上昇させる．
5 カルビドパは血液脳関門に発現する中性アミノ酸トランスポーターLAT1を介して脳移行する．

問3 乳汁分泌を抑制することから授乳婦に投与すべきでない薬物はどれか．

1　アミオダロン
2　シクロスポリン
3　ドキソルビシン
4　ブロモクリプチン
5　炭酸リチウム

問4　薬物の乳汁移行に関する記述のうち，正しいものはどれか．
1　母乳pHは血漿pHよりも高値であるため，塩基性薬物は母乳中に移行しやすい．
2　相対的乳児摂取量は，薬物の乳汁中濃度と母体血漿中濃度の比に100を乗じて算出する．
3　乳汁／血漿中薬物濃度比（M：P比）に影響を及ぼす要因として，薬物の脂溶性，分子量，タンパク結合率，pK_a がある．
4　ブロモクリプチンは，母乳中への移行量が多い．
5　炭酸リチウムは，母乳中へ移行するが，服薬と授乳のタイミングを工夫することで，授乳婦への投与は可能である．

問5　38歳女性．腰痛のため近医を受診したところ以下の薬剤を処方され，1歳0か月の幼児（体重9 kg）を伴って薬局を訪れた．
（処方）
アセトアミノフェン錠200 mg　　　1回2錠（1日4錠）
　　　　　　　　　　　　　　　　1日2回　朝夕食後　7日分
幼児は，1回の授乳で200 mL程度の母乳を飲むことがあるとのこと．母乳による育児の継続を強く望んでいるが，薬の服用後に母乳中に薬が移行して子どもに影響することに不安をもっているとのことであった．
アセトアミノフェンの乳汁／血漿中薬物濃度比は0.91〜1.4とされている．また，アセトアミノフェン錠の添付文書から薬物動態および用法・用量に関する以下の情報を得た．

【薬物動態】
成人にアセトアミノフェン 400 mg を経口単回投与後の最高血漿中濃度は 9.0 μg/mL であり，投与 12 時間後には血漿中からほぼ完全に消失していた．

【用法・用量】
通常，幼児および小児にはアセトアミノフェンとして，体重 1 kg あたり 1 回 10〜15 mg を経口投与する．

患者が指示どおりに服用した場合，乳汁 200 mL あたりに含まれるアセトアミノフェン量は，保育する幼児における最低用量に対し，最大で何％に達する可能性があるか．最も近い値を選べ．
なお，アセトアミノフェンの血漿から乳汁への分布は速やかに平衡状態に達するものとする．

1　2.8
2　9.0
3　25
4　90
5　250

問 6　問 6 の薬剤師の患者への説明として最も適切なのはどれか．

1　母乳中への薬物の移行量が多いので，処方の中止を医師に連絡する必要があります．
2　母乳中への薬物の移行量は少量ですが，授乳は中止してください．
3　母乳と粉ミルクで育児に大きな違いはないので，授乳を中止するのが無難です．
4　母乳中への薬物の移行量は少量であり，薬剤服用中でも授乳可能です．
5　ロキソプロフェン錠に変更すれば，母乳中に薬物が移行しないので安全です．

問7 妊娠時の薬物動態に関する記述のうち，正しいものはどれか．
1. 薬物のタンパク結合に関与する血清中アルブミン濃度は，非妊娠時に比べて上昇する．
2. 大部分の薬物は，能動輸送により血液胎盤関門を透過する．
3. 胎盤にはシトクロム P450 などの薬物代謝酵素が発現し，胎児の未発達な代謝能力を補っている．
4. 胎児のエネルギー源であるグルコースは，胎盤に発現しているグルコーストランスポーターによって母体から供給される．

問8 母体から胎児への移行性が最も低いのはどれか．
1. インスリン
2. エタノール
3. グルコース
4. チオペンタール
5. バルプロ酸

問9 薬物の胎児への移行に関する記述のうち，正しいものはどれか．
1. 母体血と胎児血が胎盤内で混ざり合うことで，薬物は母体血から胎児血へ移行する．
2. 胎盤には P-糖タンパク質が発現し，薬物の胎児血への移行を抑制している．
3. 胎盤にはシトクロム P450 などの薬物代謝酵素が存在しないため，薬物は胎盤で代謝を受けることなく胎児血に移行する．
4. 胎盤には母体血中の抗体を胎児に移行させる透過機構が存在しないためすべての抗体医薬品は胎児血に移行しない．
5. 薬物は母体血中でアルブミンと結合した状態では，胎盤を介して胎児血に移行しない．

問 10 薬物の乳汁移行に関する記述のうち,正しいものはどれか.
  1 テトラサイクリンは,乳汁中にほとんど移行しない.
  2 インドメタシンは,乳汁中にほとんど移行しない.
  3 酸性薬物と比べ,塩基性薬物のほうが乳汁中に移行する.
  4 トレチノインは乳汁中に移行する.
  5 イブプロフェンは,乳汁中に移行しやすい.

2-4 分布における相互作用

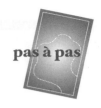

問題 1

薬物のタンパク結合に関する記述のうち,正しいものはどれか.

1 薬物と血漿タンパク質との結合の親和性は結合定数であらわされ,この数値が小さいほど親和性が高く,ほかの薬物の結合を阻害する.
2 イブプロフェンは,アルブミン分子上のジアゼパム結合部位,サイトⅡに結合し,ジアゼパムの血漿タンパク結合を競合的に阻害する.
3 イミプラミンとプロプラノロールは,α_1-酸性糖タンパク質に結合する.これらの薬物の併用時には,これらの薬物の非結合形分率が増大する.
4 インドメタシンは,ワルファリンの血漿タンパク結合を競合的に阻害し,抗血液凝固作用を減弱させる.
5 炎症により,プロプラノロールの血漿タンパク非結合形分率が低下する.これにより,分布容積は増大する.

解答 2, 3

解説

血漿タンパク結合および組織タンパク結合の阻害により,分布容積,非

2-4 分布における相互作用

結合形分率, 血漿中濃度がどのように変化するかを的確に理解する. また, アルブミン, α_1-酸性糖タンパク質に結合する薬物名を的確に押さえれば, この問題は容易に解ける.

1 × 結合定数は, 数値が大きいほど, 親和性が高い. 解離定数と間違わないように.
2 ○ アルブミンの薬物結合サイトは, Ⅰ, Ⅱ, Ⅲの3つ存在する. サイトⅠ ワルファリン, サイトⅡ ジアゼパム, サイトⅢ ジギトキシン.
3 ○ イミプラミン, リドカイン, プロプラノロール, クロルプロマジンはα_1-酸性糖タンパク質と結合する. したがって, これら薬物は競合阻害を引き起こす.
4 × タンパク結合を阻害することにより, 非結合形ワルファリン濃度が上昇し, 抗凝血作用は増強する.
5 × プロプラノロールはα_1-酸性糖タンパク質に結合する. α_1-酸性糖タンパク質は炎症時に増大し, 非結合形分率の低下を引き起こす. このため, 分布容積は減少する.

Check Point

タンパク結合の追い出しによる相互作用，注意を要する併用薬の例

抗凝血薬との併用で出血傾向をきたすもの	
クロフィブラート，ST合剤	タンパク結合からの追い出し作用のほかに，ワルファリンの代謝を阻害することも知られており，プロトロンビン時間の異常な増加がみられる
アスピリン	追い出し作用のほかに，血小板凝集抑制作用が加算される
ほかのNSAIDs	特に投与量の多いものにはこの傾向がある
血糖降下薬との併用で低血糖を引き起こすもの	
クロフィブラート	タンパク結合からの追い出し作用のほかに血糖降下薬の代謝を阻害する作用をもつ
サルファ剤	追い出し作用とサルファ剤に共通する低血糖作用が加算される
アスピリン	追い出し作用のほかにアスピリンの低血糖作用が加算される
NSAIDs	タンパク結合からの追い出し作用

	親和性の高い薬品
ワルファリンサイト	ワルファリン，インドメタシン，アスピリン，フロセミド，フェニトイン，トルブタミド
ジアゼパムサイト	ジアゼパム，フルルビプロフェン
ジギトキシンサイト	ジギトキシン，ジゴキシン

問題2

40歳男性．体重65 kg．病院で腎移植後，シクロスポリンを含む処方による治療を継続中である．1年後の定期検診で脂質異常症と高血圧症を指摘された．これらの症状を改善する次の薬物のうち，シクロスポリンと併用禁忌なのはどれか．
1 アムロジピン
2 イコサペント酸エチル
3 カルテオロール
4 コレスチラミン
5 ロスバスタチン

解答 5

解説

(第99回薬剤師国家試験 問270, 271参照)
ピタバスタチン，ロスバスタチンと併用すると，これらの血中濃度が上昇し，副作用の発現頻度が増加するおそれがある．また，横紋筋融解症などの重篤な副作用が発現するおそれがある．

〈シクロスポリンと併用禁忌である薬物〉
①生ワクチン：免疫抑制下で生ワクチンを接種すると増殖し，病原性をあらわす可能性がある．
②タクロリムス(外用剤を除く)：シクロスポリンの代謝が阻害される．
③ピタバスタチン，ロスバスタチン：シクロスポリンにより，これらの薬剤の血漿中の濃度が上昇．
④ボセンタン：シクロスポリンがボセンタンのCYP3A4による代謝を阻害する．
⑤アリスキレン：シクロスポリンのP-糖タンパク阻害により，アリスキレンのP-糖タンパクを介した排出が抑制される．

問題 3

前問において,併用禁忌となる相互作用のおもなメカニズムはどれか.
1 ペプチドトランスポーターを介した小腸吸収の阻害
2 有機アニオントランスポーターを介した肝取り込みの阻害
3 肝 CYP3A4 による代謝の亢進
4 糸球体ろ過速度の上昇
5 有機カチオントランスポーターを介した尿細管分泌の阻害

解答 2

解説

1 × ロスバスタチンはペプチドトランスポーターの基質とならない.シクロスポリンはペプチドトランスポーターを阻害しない.
2 ○ ロスバスタチンは有機アニオントランスポーター(OATP1B1)の基質となる.シクロスポリンは OATP1B1 を阻害する.
3 × ロスバスタチンの N-脱メチル化はおもに CYP2C9 と CYP2C19 によって代謝される.マイナーであるが CYP2D6 と CYP3A4 も関与する.シクロスポリンは CYP3A4 による代謝を阻害する.
4 × 糸球体ろ過速度の上昇が起こるためには,シクロスポリンの併用でロスバスタチンの血漿タンパク非結合率が増える必要がある.しかし,シクロスポリンとロスバスタチンの併用における血漿タンパク結合の相互作用は知られていない.
5 × ロスバスタチンは有機アニオンなので,有機カチオントランスポーターの基質とならない.

Check Point

シクロスポリンは高脂血症薬ピタバスタチンの血中濃度を上昇させる.ピタバスタチンは肝取り込みトランスポーターOATP1B1 によって肝臓に取り込まれ,肝臓への取り込み過程がクリアランスの律速段階である.シクロスポリンは OATP1B1 を阻害し相互作用を示すおそれがある.実際,健康成人にピタバスタチンカルシウム投与 1 時間前にシクロスポリン 2 mg/kg を単回経口投与したとき,ピタバスタチンの血漿中濃度は C_{max} で 6.6 倍,AUC で 4.6 倍に上昇することが報告されている.同じく臨床的に OATP1B1 を阻害しうる薬物としてエリスロマイシン,リファンピシンなどが知られており,ピタバスタチンの血中濃度を増加させる.

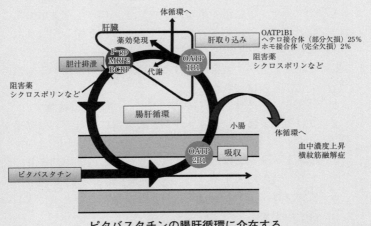

**ピタバスタチンの腸肝循環に介在する
トランスポーターとその阻害による DDI の作用機序**

演習問題

問1 薬物の血漿タンパク結合における薬物相互作用に関する記述のうち,正しいものはどれか.

1 フェニトインの抗けいれん作用の強さは血漿中の結合形薬物濃度に依存するため,$α_1$-酸性糖タンパク質の結合において相互作用する薬物の併用により減弱する.
2 血漿タンパク結合率が高い薬物は,タンパク結合を阻害する薬物の併用により,分布容積が増大する.
3 ワルファリンは血漿タンパク結合が強く胎盤を通過しないため妊婦にも使用できるが,トルブタミドの併用時には禁忌である.
4 肝臓において血流律速で消失する薬物の場合,その血漿タンパク結合を阻害する薬物を併用しても,血漿タンパク非結合形分率の増加の割合ほどは,肝クリアランスは増加しない.
5 ジソピラミド服用の患者にプロプラノロールを併用することによりジソピラミドのクリアランスが低下する.

問2 薬物の血漿タンパク結合における薬物相互作用に関する記述のうち,正しいものはどれか.

1 アミトリプチリンは,$α_1$-酸性糖タンパク質に結合する.
2 フロセミドは,ワルファリンとの併用により,利尿効果が増大する.
3 インドメタシンは,プロプラノロールとの併用により,クリアランスが増大する.
4 イブプロフェンとジクマロールは血漿タンパク結合において競合阻害する.
5 キニジン服用の患者にイミプラミンを併用することにより,イミプラミンのクリアランスが増大する.

2-4 分布における相互作用

問3 ジアゼパムの血漿タンパク結合を阻害する薬物はどれか.
1 ジゴキシン
2 ピリドキサールリン酸エステル
3 イブプロフェン
4 カプトプリル
5 フルフェナム酸

問4 フロセミドの血漿タンパク結合を阻害する薬物はどれか.
1 アセトアミノフェン
2 テオフィリン
3 ワルファリン
4 エタクリン酸
5 インドメタシン

問5 イミプラミンの血漿タンパク結合を阻害する薬物はどれか.
1 イトラコナゾール
2 プロプラノロール
3 トルブタミド
4 キニジン
5 ナプロキセン

問6 クロルプロマジンの血漿タンパク結合を阻害する薬物はどれか.
1 イトラコナゾール
2 プロプラノロール
3 トルブタミド
4 キニジン
5 ナプロキセン

問7 リドカインの血漿タンパク結合を阻害する薬物はどれか.
1 イトラコナゾール
2 プロプラノロール
3 トルブタミド
4 キニジン
5 ナプロキセン

問8 イブプロフェンの血漿タンパク結合を阻害する薬物はどれか.
1 ジクマロール
2 フルフェナム酸
3 ワルファリン
4 ジアゼパム
5 インドメタシン

2-5 薬物の組織への移行性

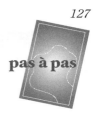

問題 1 (Advance)

下の図は，薬物 A の体内での分布を模式的にあらわしたものである．薬物 A 30 mg を静脈内投与し，投与直後の血中薬物濃度（C_B）を見積もったところ，100 ng/mL であった．さらに，血中非結合形分率（f_B）を算出したところ，0.3 であった．分布容積，組織-血中分配係数 K_p 値，組織非結合形分率 f_T を求めなさい．ただし，投与直後，非結合形血中薬物濃度（$f_B C_B$）と非結合形組織薬物濃度（$f_T C_T$）とは平衡状態になるものとする．また，血中容積は 3 L，組織容積は 36 L とする．

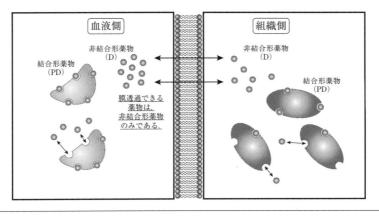

解答 K_p値：8.25, f_T：0.0364

解説

分布容積は，薬物量を濃度で割ることにより求められる．

分布容積 $(V_d) = \dfrac{\text{体内に存在する薬物量}\ (X)}{\text{血中濃度}\ (C_B)}$

30 mg ÷ 100 ng/mL = <u>300 L</u>

分布容積は以下の式であらわされ，

$$V_d = V_B + \dfrac{f_B}{f_T} \times V_T$$

$$V_d = 300 = 3.0 + \dfrac{f_B}{f_T} \times 36$$

組織 – 血中分配係数は，

$$K_p = \dfrac{C_T}{C_B} = \dfrac{f_B}{f_T}$$

組織 – 血液分配係数は，

$$K_p = \dfrac{f_B}{f_T} = \dfrac{C_T}{C_B} = \dfrac{300-3}{36} = 8.25$$

$$\dfrac{f_B}{f_T} = \dfrac{0.3}{f_T} = 8.25$$

$f_T = 0.3 \div 8.25 = 0.0364$

2-5 薬物の組織への移行性

Check Point

薬物の分布容積は，血中と組織の非結合形分率により求まる！
分布容積の基本式を正しく理解する！
分布容積の基本式には，組織/血液分配係数 K_p 値が含まれる！

● 組織-血中分配係数 K_p 値は，血中非結合形分率と組織中非結合形分率の比になる．K_p 値と血中非結合形分率を求めることにより，組織中非結合形分率を求めることができる．

● K_p 値は，大きいほど分布容積が大きくなる．血中タンパク結合の変動により分布容積が顕著に変動する薬物は，K_p 値が大きく，血中非結合形分率が小さい場合によくみられる．この場合，血中タンパク質濃度の変動により，f_B が大きく変動し，分布容積が大きく変化する．

● K_p 値の大きな薬物として，塩基性薬物があげられる．抗うつ薬であるイミプラミン，フルボキサミンや抗不整脈薬であるアミオダロン，キニジンやプロプラノロールが相当する．

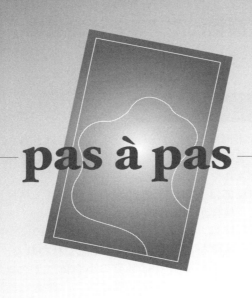

第3章

代　　謝

3-1 薬物代謝酵素と代謝反応

問題 1

薬物の代謝に関する記述のうち，正しいものはどれか．

1 一般に，薬物が代謝されると脂溶性が増大し，尿中や胆汁中に排泄されやすくなる．
2 薬物代謝反応は2相の反応に大別され，第Ⅰ相反応には酸化，還元，抱合が含まれる．
3 薬物代謝反応は，おもに肝臓で行われ，そのほかにも消化管，皮膚，胎盤など多くの臓器や組織で行われる．
4 シトクロム P450（CYP）は肝臓の小胞体（ミクロソーム画分）に存在するヘムタンパク質であり，おもに薬物の酸化反応を担う．
5 CYP 分子種のなかで，CYP2C19 が最も多くの薬物の代謝に関与し，ヒトの肝臓および小腸での存在量も最も多い．

解答　3, 4

解説

一般に，薬物が代謝されると水溶性が増大する．薬物代謝の反応は大きく分けると酸化，還元，加水分解，抱合の4つがあり，このなかで酸化，還元および加水分解を第Ⅰ相反応という．特に CYP が関与する酸

化反応は極めて重要である．第Ⅰ相反応で生成された代謝物は，グルクロン酸抱合，硫酸抱合などの第Ⅱ相反応を経てさらに水溶性の代謝物となり，尿中や胆汁中へ排泄されやすくなる．CYP 分子種のなかで，CYP3A4 が最も多くの薬物の代謝に関与し，ヒトの肝臓および小腸での存在量も最も多い．

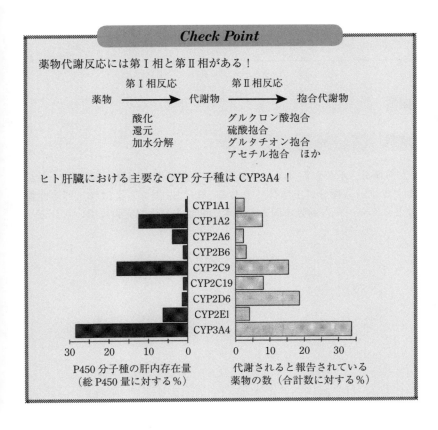

問題2

図に示す細胞小器官の画分のうち，シトクロム P450 がおもに存在するのはどれか．

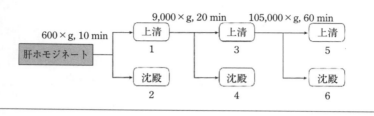

解答 6

解説

2 が核画分，4 がミトコンドリア画分，5 が可溶性画分（細胞質），6 がミクロソーム画分（小胞体）である．3 は S9 画分とよばれ，可溶性画分とミクロソーム画分の両方の酵素が関与する代謝実験に用いられる．

Check Point

酵素により細胞内局在が異なる！

	酵素	細胞内局在
第Ⅰ相反応	シトクロム P450	ミクロソーム画分
	フラビン含有モノオキシゲナーゼ	ミクロソーム画分
	アルコールデヒドロゲナーゼ	可溶性画分
	アルデヒドデヒドロゲナーゼ	可溶性画分
	モノアミンオキシダーゼ	ミトコンドリア画分
	NADPH-シトクロム P450 レダクターゼ	ミクロソーム画分
	エステラーゼ	可溶性画分, ミクロソーム画分
第Ⅱ相反応	UDP-グルクロン酸転移酵素	ミクロソーム画分
	硫酸転移酵素	可溶性画分
	グルタチオン S-転移酵素	可溶性画分
	N-アシル基転移酵素	ミトコンドリア画分
	N-アセチル基転移酵素	可溶性画分

問題 3

薬物とその代謝におもに関与する CYP 分子種の組合せのうち，正しいものはどれか．

	薬物	CYP 分子種
1	テオフィリン	CYP1A2
2	シクロスポリン	CYP2C9
3	ニフェジピン	CYP2C19
4	フェニトイン	CYP2D6
5	トリアゾラム	CYP3A4

解答　1，5

解説

2. シクロスポリンと 3. ニフェジピンは，ともに CYP3A4 によっておもに代謝される．4. フェニトインは，おもに CYP2C9 によって代謝される．

Check Point

CYP の代表的な基質を覚える！

CYP 分子種	基質となる薬物
1A2	カフェイン（覚醒薬），チザニジン（筋緊張緩和薬），テオフィリン（気管支拡張薬）
2C9	ジクロフェナク（NSAIDs），トルブタミド（経口糖尿病薬），フェニトイン（抗てんかん薬），ワルファリン（抗凝固薬）
2C19	オメプラゾール（消化性潰瘍治療薬），クロピドグレル（抗血小板薬），ジアゼパム（抗不安薬）
2D6	アミトリプチリン，イミプラミン（抗うつ薬），コデイン（鎮咳薬），デキストロメトルファン（鎮咳去痰薬），プロプラノロール（抗不整脈薬）
3A4	カルバマゼピン（抗てんかん薬），シクロスポリン，タクロリムス（免疫抑制薬），シンバスタチン（脂質異常症治療薬），トリアゾラム（睡眠薬），ニソルジピン，ニフェジピン，フェロジピン（降圧薬）

問題 4

次の代謝反応のうち，還元反応であるものはどれか．

1, 2, 3, 4, 5 (構造式省略)

解答 2

解説

1 はフェニトインの水酸化（酸化反応），
2 はニトラゼパムのアミノ化（還元反応），
3 はコデインの脱メチル化（酸化反応），
4 はアスピリンの加水分解反応，
5 はプロカインの加水分解反応．

Check Point

第Ⅰ相代謝反応は酸化・還元・加水分解！

	反応名	基本的反応式
酸化反応	アルキル側鎖の水酸化反応（末端あるいは末端の隣に入りやすい）	R–CH$_2$–CH$_2$–CH$_3$ ⟶ R–CH$_2$–CH–CH$_3$ 　　　　　　　　　　　　　　　　OH
	芳香環の水酸化反応（パラ位に入りやすい）	R–⟨ ⟩ ⟶ R–⟨ ⟩–OH
	O-脱アルキル反応	R–⟨ ⟩–OCH$_3$ ⟶ [中間体 R–⟨ ⟩–OCH$_2$ 　　　　　　　　　　　　　　　　　OH] ⟶ R–⟨ ⟩–OH
	N-脱アルキル反応	R–N(CH$_3$)(CH$_3$) ⟶ [中間体 R–N(CH$_2$OH)(CH$_3$)] ⟶ R–NH(CH$_3$)
	N-水酸化反応	R–⟨ ⟩–NH$_2$ ⟶ R–⟨ ⟩–NHOH
	エポキシド反応	(アントラセン) ⟶ (アントラセンエポキシド) R–CH=CH–CH$_3$ ⟶ R–CH–CH–CH$_3$ 　　　　　　　　　　　　　＼O／
還元反応	ニトロ基還元反応	R–⟨ ⟩–NO$_2$ ⟶ R–⟨ ⟩–NHOH ⟶ R–⟨ ⟩–NH$_2$
	アゾ基還元反応	R–⟨ ⟩–N=N–⟨ ⟩–R′ ⟶ R–⟨ ⟩–NH$_2$ + H$_2$N–⟨ ⟩–R′
	ケトン・アルデヒドの還元反応	RCOR′ ⟶ RC(OH)R′
加水分解	エステルの加水分解	RCOOR′ ⟶ RCOOH + R′OH
	アミドの加水分解	RCONHR′ ⟶ RCOOH + R′NH$_2$

問題 5

ヒドロキシ基を有する薬物（R-OH）から下図の抱合代謝物を生成する酵素は何か．

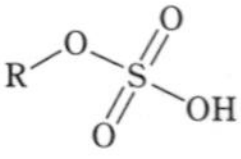

1. R-O-SO₂-OH
2. グルクロン酸抱合体
3. R-O-C(=O)-CH₃
4. R-O-CH₃
5. R-O-C(=O)-NH-CH₂-CO₂H

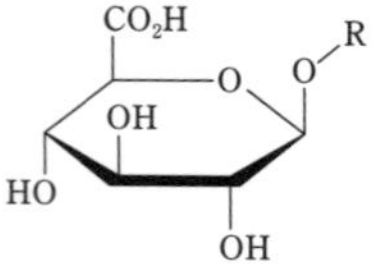

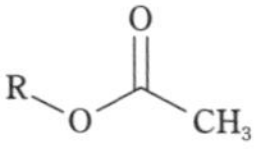

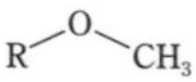

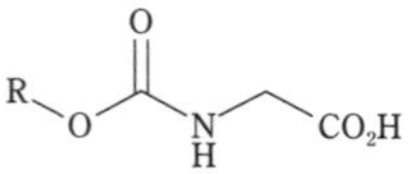

解答

1 硫酸転移酵素
2 UDP-グルクロン酸転移酵素
3 N-アセチル基転移酵素
4 メチル基転移酵素
5 N-アシル基転移酵素

解説

第Ⅱ相反応は抱合反応であり，グルクロン酸抱合，硫酸抱合，アセチル抱合，グルタチオン抱合などがある．グルタチオン抱合された薬物は，さらに代謝を受けてメルカプツール酸として排泄される．

Check Point

第Ⅱ相代謝反応は抱合!

抱合反応	供与体	官能基	酵素	基質
グルクロン酸抱合	UDP-グルクロン酸	-OH, -COOH, -NH$_2$, -SH	UDP-グルクロン酸転移酵素	ビリルビン, モルヒネ, アセトアミノフェン, SN38（イリノテカンの活性代謝物）, インドメタシン, ジドブジン, バルプロ酸, ロラゼパム
硫酸抱合	PAPS	-OH, -NH$_2$	硫酸転移酵素	ステロイド, アセトアミノフェン
アミノ酸抱合	CoA	-COOH	N-アシル基転移酵素	コール酸, 安息香酸, フェニル酢酸
アセチル抱合	アセチルCoA	-NH$_2$	N-アセチル基転移酵素	スルファニルアミド, イソニアジド, プロカインアミド
グルタチオン抱合	グルタチオン		グルタチオンS-転移酵素	ハロゲン, ニトロ基をもつ芳香族, エポキシド
メチル化抱合	S-アデニルメチオニン	-OH, -NH$_2$, -SH	メチル基転移酵素	アンフェタミン, 6-メルカプトプリン

問題6

プリミドンから生成する活性代謝物はどれか.
1 カルバマゼピン
2 バルプロ酸
3 フェニトイン
4 フェノバルビタール
5 ラモトリギン

解答　4

解説

プリミドンは，肝臓で代謝を受け，抗けいれん作用を有する活性代謝物であるフェノバルビタールが生成する.

Check Point

活性代謝物の代表例を覚える！

薬　物	活性代謝物
アスピリン	サリチル酸
アミトリプチリン	ノルトリプチリン
アロプリノール	オキシプリノール
イミプラミン	デシプラミン
コデイン	モルヒネ
サラゾスルファピリジン	5-アミノサリチル酸（＋スルファピリジン）
ジアゼパム	オキサゼパム
プリミドン	フェノバルビタール
プロカインアミド	*N*-アセチルプロカインアミド
モルヒネ	モルヒネ 6-グルクロニド

問題 7

プロドラッグとその親化合物およびプロドラッグ化の目的の組合せとして，正しいのはどれか．

	プロドラッグ	親化合物	目的
1	バラシクロビル	アシクロビル	副作用の軽減
2	インドメタシンファルネシル	インドメタシン	標的指向性の向上
3	フルスルチアミン	チアミン	消化管吸収の改善
4	レボドパ	ドパミン	作用の持続化
5	テガフール	フルオロウラシル	溶解性の増大

解答 3

解説

1 バラシクロビルは，アシクロビルの消化管吸収の改善を目的としたプロドラッグである．
2 インドメタシンファルネシルは，インドメタシンの消化管での副作用軽減を目的としたプロドラッグである．
4 レボドパは，ドパミンの標的指向性（中枢移行性）の向上を目的としたプロドラッグである．
5 テガフールは，フルオロウラシルの作用の持続化を目的としたプロドラッグである．

Check Point

プロドラッグの代表例を覚える！

プロドラッグ化の目的	プロドラッグ	活性体
消化管吸収の改善	エナラプリル	エナラプリラート
	カンデサルタンシレキセチル	カンデサルタン
	バカンピシリン	アンピシリン
	バラシクロビル	アシクロビル
	フルスルチアミン	チアミン（ビタミン B_1）
副作用の軽減	アセメタシン インドメタシンファルネシル	インドメタシン
	ロキソプロフェン	*trans*-OH 体
臓器指向性の向上	ドキシフルリジン カペシタビン	フルオロウラシル
	レボドパ	ドパミン
作用の持続化	アラセプリル	デアセチルアラセプリル カプトプリル
	イリノテカン	SN38
	エノシタビン	シタラビン
	テガフール	フルオロウラシル

演習問題

問1 次の記述の正誤を答えなさい.
1. 肝臓だけでなく小腸にも CYP3A4 が発現し, 経口投与した薬物の初回通過効果(代謝)に関与する.
2. 薬物の代謝は, 肝臓と小腸以外の臓器では行われない.
3. 一般に薬物が代謝を受けると水溶性が上昇するが, アセチル抱合では低下する.
4. 代謝により極性の増大した薬物は, 排泄されにくくなる.
5. 薬物代謝酵素は, ミクロソーム画分のみに存在している.
6. シトクロム P450 (CYP) はおもに肝臓の小胞体に存在し, 硫酸転移酵素は細胞質に存在する.
7. CYP は, サリチル酸のグルクロン酸抱合反応に関与する.
8. 薬物代謝における酸化反応の例として, 水酸化, 脱アルキル化, エポキシ化があげられる.
9. コデインは, CYP2D6 によって脱メチル化されモルヒネに変換されることにより, 鎮痛作用が増強される.
10. エタノールはアルコールデヒドロゲナーゼおよびアルデヒドデヒドロゲナーゼにより代謝され, 酢酸が生成する.

問2 CYP に関する記述のうち, 正しいものはどれか.
1. CYP は, 分子量が約 50,000 で, 活性中心にヘム鉄を有するタンパク質である.
2. CYP は, おもにミトコンドリアに存在する.
3. CYP による一原子酸素添加反応は, NADPH と分子状酸素を必要とする.
4. CYP による基本的な代謝様式は, 加水分解反応である.
5. CYP は, 基質特異性が高い.

問 3 CYP 分子種に関する記述のうち,正しいものはどれか.
1 最も多くの薬物の代謝に関わる CYP 分子種は,CYP3A4 である.
2 小腸上皮細胞に最も多く発現する CYP 分子種は,CYP2D6 である.
3 フェニトインおよびワルファリンは,おもに CYP1A2 によって水酸化される.
4 デキストロメトルファンは,おもに CYP2C9 によって酸化される.
5 シクロスポリンおよびタクロリムスは,いずれも CYP3A4 により代謝される.

問 4 薬物の抱合代謝に関する記述のうち,正しいものはどれか.
1 薬物の抱合反応は,第 I 相代謝反応に分類される.
2 グルタチオン転移酵素および N-アセチル基転移酵素は,薬物の抱合反応を担う酵素である.
3 グルクロン酸抱合体は,さらにメルカプツール酸へと代謝されて尿中に排泄される.
4 硫酸抱合では,3′-ホスホアデノシン 5′-ホスホ硫酸(PAPS)が供与体となる.
5 硫酸抱合では,薬物の水溶性が低下する.

問 5 薬物・化学物質の代謝活性化に関する記述のうち,正しいものはどれか.
1 ベンゾ[a]ピレンの代謝的活性化には,CYP が関与する.
2 イミプラミンは,CYP による脱メチル化を受けて活性代謝物へ変換される.
3 クロピドグレルは,CYP2C9 により代謝活性化される.
4 サラゾスルファピリジンは,腸内細菌により酸化され,活性

代謝物である 5-アミノサリチル酸が生成する.
5 モルヒネは，小腸と肝臓で 3 位と 6 位の水酸基がおもに硫酸抱合され，そのうち 6 位抱合体は鎮痛作用を示す.

問 6 次の酵素が担うおもな薬物代謝反応を，酸化，還元，加水分解，抱合のなかからそれぞれ 1 つ選びなさい.
1 CYP
2 UDP-グルクロン酸転移酵素
3 硫酸転移酵素
4 エステラーゼ
5 β-グルクロニダーゼ

問 7 次の薬物とその活性代謝物との対応のうち，正しいものはどれか.

	薬物	活性代謝物
1	ノルトリプチリン	アミトリプチリン
2	イミプラミン	デシプラミン
3	5-アミノサリチル酸	サラゾスルファピリジン
4	アロプリノール	オキシプリノール
5	モルヒネ	モルヒネ 3-グルクロニド

問 8 次の薬物のうち，副作用の軽減を目的としたプロドラッグはどれか.
1 イリノテカン
2 エナラプリル
3 ロキソプロフェン
4 カペシタビン
5 バカンピシリン

3-2 代謝酵素活性の個人差

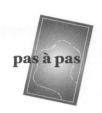

問題 1

下図は，日本人にオメプラゾールを単回経口投与したときの血中濃度−時間曲線下面積（AUC）を示したものである．A〜Cにあてはまる代謝酵素の遺伝子多型の組合せのうち，正しいものはどれか．

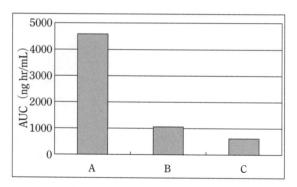

	A	B	C
1	CYP2C9 homoEM	CYP2C9 heteroEM	CYP2C9 PM
2	CYP2C9 PM	CYP2C9 heteroEM	CYP2C9 homoEM
3	CYP2C19 homoEM	CYP2C19 heteroEM	CYP2C19 PM
4	CYP2C19 PM	CYP2C19 heteroEM	CYP2C19 homoEM

EM：extensive metabolizer, PM：poor metabolizer

解答 4

解説

オメプラゾールはおもに CYP2C19 によって代謝され，代謝物として 5-hydroxy omeprazole が生成する．CYP2C19 には遺伝子多型が存在し，PM では EM に比べ血中濃度が高くなる．

Check Point

遺伝子多型とは遺伝的に異なる表現型を示す個体が 1% を超えること！

<u>フェノタイプ（表現型）</u>：実際の酵素活性としてあらわれる型．
　　extensive metabolizer (EM)：代謝能が正常な人
　　poor metabolizer (PM)：代謝能が低い人
　　intermediate metabolizer (IM)：代謝能が中間の人

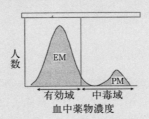

<u>ジェノタイプ（遺伝子型）</u>：遺伝子解析から分類される型．
　　ホモ接合体（変異遺伝子 2 個）→割合少，活性への影響大
　　ヘテロ接合体（変異遺伝子 1 個）→割合多，活性は IM が多

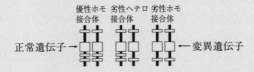

問題 2

以下の薬物代謝酵素の PM において，EM と比較して血中濃度が高くなる医薬品を，下記のなかからそれぞれ選びなさい．
1 CYP2C19
2 CYP2D6
3 UDP-グルクロン酸転移酵素（UGT）
4 N-アセチル基転移酵素（NAT）
5 チオプリンメチル転移酵素（TPMT）

a メルカプトプリン　　b オメプラゾール
c ノルトリプチリン　　d イソニアジド
e アセトアミノフェン

解答　1 b，2 c，3 e，4 d，5 a

解説

1 オメプラゾールの代謝の個人差には CYP2C19 の遺伝子多型が関係しており，抗菌薬との併用によるピロリ菌除去において，EM に比べて PM のほうが高い除菌効果が得られることが知られている．
2 CYP2D6 の PM では，ノルトリプチリン，アミトリプチリンなどの三環系抗うつ薬により排尿困難，不整脈などの副作用が起こりやすい．
3 UGT の遺伝子変異は，アセトアミノフェンの代謝遅延の要因の 1 つとなっている．また，UGT1A1 は抗がん薬イリノテカンの活性代謝物 SN38 の代謝に関与しており，その多型性が重篤な下痢の発症に関与していることが知られている．

4 NAT2の代表的な基質にイソニアジドがある．NAT2によるアセチル化能の低い個体（slow acetylator）ではイソニアジドによる末梢神経障害などの副作用発現に注意が必要である．

5 TPMTは，白血病治療薬であるメルカプトプリンや免疫抑制薬であるアザチオプリンの代謝に関与する酵素である．TPMTの活性が低い遺伝子型をもつ患者では，これらの医薬品の投与により骨髄抑制などの副作用が生じる危険性が高い．

Check Point

薬物代謝酵素の欠損頻度は人種により異なる！

代謝酵素	欠損頻度	薬物
CYP2D6	白人：5～9% 日本人：1%以下 （ただしIMが20%）	イミプラミン，ノルトリプチリン，メトプロロール，デキストロメトルファンなど
CYP2C19	白人：2～3% 日本人：20%	オメプラゾール，ジアゼパムなど
NAT2	白人：50% 日本人：10%	イソニアジド，プロカインアミドなど
UGT1A1	白人：15% 日本人：11%	ビリルビン，アセトアミノフェン，SN38（イリノテカンの活性代謝物）など
ALDH	白人：ほとんどいない 日本人：45%	エタノール，ニトログリセリン

問題 3

年齢による薬物代謝酵素活性の変動に関する記述のうち,正しいものはどれか.

1 新生児ではグルクロン酸抱合能が低く,これが核黄疸や薬物によるグレイ症候群の発症に関係する.
2 一般に,硫酸抱合と比較して,グルクロン酸抱合代謝能の発達は早い.
3 テオフィリンの体重あたりの全身クリアランスは,成人と比較して小児では高く,高齢者では低い.
4 一般に高齢者では薬物代謝酵素の活性が低下するため,肝代謝型薬物の消失半減期は短くなる.
5 高齢者では,CYPによる酸化的代謝とグルクロン酸抱合代謝が同程度に低下する.

解答 1, 3

解説

1 ○ 新生児ではビリルビンのグルクロン酸抱合能が未熟なため,核黄疸が起こることがある.また,クロラムフェニコールのグルクロン酸抱合が不十分であることがグレイ症候群の発症につながる.
2 × 一般に,硫酸抱合と比較して,グルクロン酸抱合代謝能の発達は遅い.
3 ○ CYPによる代謝活性は,小児で最も高い.
4 × 薬物代謝酵素の活性が低下すると,その酵素の基質となる薬物の消失が遅延し,半減期は長くなる.

5 × 高齢者では CYP による酸化的代謝が低下するが，グルクロン酸抱合代謝は加齢による影響を受けにくい．

Check Point

加齢・肝疾患により肝血流や代謝酵素活性が低下すると，薬物の肝クリアランスが低下する！

肝臓機能の低下	肝クリアランスの変化	影響を受ける薬物
肝血流の低下	血流律速型薬物（代謝の速い薬物）の肝クリアランスの低下	プロプラノロール，ベラパミル，リドカインなど
肝代謝酵素活性の低下	代謝律速型薬物（代謝の遅い薬物）の肝クリアランスの低下	テオフィリン，トルブタミド，フェニトイン，ワルファリンなど

演習問題

問1 次の記述の正誤を答えなさい.

1. 薬物代謝酵素には様々な遺伝子変異を示すものがあり, 人口の10%以上の頻度で存在する変異が遺伝子多型と定義されている.
2. 多くの遺伝子多型は1塩基の違いから生じるものであり, これをSNP (single nucleotide polymorphism) という.
3. 代謝酵素の遺伝子多型によって親薬物の血中濃度-時間曲線下面積 (AUC) は変化するが, 代謝物の AUC は変化しない.
4. CYP2D6の遺伝子多型が関与するイミプラミンのPMでは, 活性代謝物の生成が増大する.
5. UGT1A1の活性が低い遺伝子型をもつ人は, イリノテカンの薬効減弱に注意を要する.
6. アルデヒド脱水素酵素の遺伝子多型は, 顔面紅潮, 悪心, 嘔吐などのアルコール感受性の個体差の原因となる.
7. 1〜3歳児におけるテオフィリンの体重あたりのクリアランスは, 成人より低い.
8. 高齢者における肝代謝酵素活性は, 若年者と比べて高い.
9. CYPによる酸化的代謝と比較して, 抱合代謝やアルコールの酸化は肝疾患による影響を受けにくい.
10. 呼吸不全では, 動脈血の酸素分圧の低下により, 肝CYPによる薬物代謝活性が増大する.

問2 CYP2C19の遺伝子多型に関する記述のうち, 正しいものはどれか.

1. CYP2C19には遺伝子多型があり, PMの割合は, 白人では20%と多いが, 日本人では2%程度にしかみられない.
2. CYP2C19のPM群ではEM群と比較して, オメプラゾール

の副作用発現率は低い．
  3 オメプラゾールと抗菌薬との併用によるピロリ菌除去において，CYP2C19のPM群ではEM群と比較して高い除菌効果が得られる．
  4 CYP2C19のPM群ではEM群と比較して，CYP3A4によるオメプラゾールのスルホン体の生成が増大する．
  5 CYP2C19のPM群ではEM群と比較して，クロピドグレルによる抗血小板作用が強くあらわれる．

問3 薬物代謝酵素の遺伝子多型のうち，白人種と比べて日本人のほうが頻度の高いものを2つあげなさい．

3-3 代謝における薬物相互作用

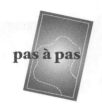

pas à pas

問題1

CYP の活性を阻害する薬物と阻害する CYP 分子種の組合せのうち，正しいものはどれか．

	薬物	CYP 分子種
1	キニジン	CYP1A2
2	シプロフロキサシン	CYP2C9
3	リトナビル	CYP2C19
4	パロキセチン	CYP2D6
5	イトラコナゾール	CYP3A4

解答 4, 5

解説

1 キニジンは，CYP2D6 を阻害する．
2 シプロフロキサシンは，CYP1A2 を阻害する．
3 リトナビルは，CYP3A4 を阻害する．
4 と 5 は正しい．

Check Point

CYP の代表的な阻害薬を覚える！

CYP分子種	阻害する薬物など
1A2	シプロフロキサシン（ニューキノロン系抗菌薬），フルボキサミン（抗うつ薬）
2C9	アミオダロン（抗不整脈薬），フルコナゾール，ミコナゾール（抗真菌薬）
2C19	チクロピジン（抗血小板薬），フルボキサミン（抗うつ薬），ボリコナゾール（抗真菌薬）
2D6	キニジン（抗不整脈薬），テルビナフィン（抗真菌薬），パロキセチン（抗うつ薬）
3A4	イトラコナゾール，ボリコナゾール（抗真菌薬），リトナビル（抗 HIV 薬），エリスロマイシン，クラリスロマイシン（抗生物質），シメチジン（H_2 受容体拮抗薬），ジルチアゼム，ベラパミル（カルシウム拮抗薬），グレープフルーツジュース

問題2

シトクロム P450（CYP）のヘム鉄へ配位することにより CYP を阻害する薬物の例をあげなさい．

解答
シメチジン，ケトコナゾール，イトラコナゾール

解説

イミダゾール骨格をもつシメチジン，ケトコナゾール，およびトリアゾール骨格をもつイトラコナゾールなどは，窒素原子が CYP のヘム鉄に結合することにより阻害作用を示す．

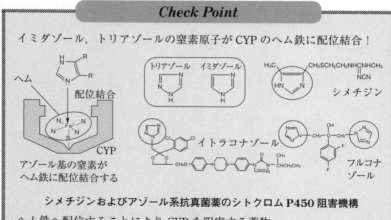

Check Point

イミダゾール，トリアゾールの窒素原子が CYP のヘム鉄に配位結合！

シメチジンおよびアゾール系抗真菌薬のシトクロム P450 阻害機構

ヘム鉄へ配位することにより CYP を阻害する薬物
- シメチジン
- イトラコナゾール
- ケトコナゾール
- フルコナゾール
- ボリコナゾール
- ミコナゾール

問題3

薬物が代謝されて生成した代謝物が,酵素と複合体を形成することにより酵素活性を不可逆的に阻害する機構を何というか.また,そのような阻害機構を示す薬物と,阻害される酵素の例をあげなさい.

解答
mechanism-based inhibition という.
例:エリスロマイシン,クラリスロマイシン,リトナビル-CYP3A4
　ソリブジン-ジヒドロピリミジンデヒドロゲナーゼ

解説

エリスロマイシン,クラリスロマイシンなどのマクロライド系抗生物質はCYP3A4で代謝され,この代謝物がCYPの活性中心である鉄と複合体(ニトロソアルカン)をつくることにより,CYPを不可逆的に失活させる.

また,ソリブジンの代謝物であるブロモビニルウラシルが,5-フルオロウラシルの代謝酵素であるジヒドロピリミジンデヒドロゲナーゼを不可逆的に阻害することにより,5-フルオロウラシルの血中濃度が上昇し,骨髄抑制などの副作用が生じた(ソリブジン事件).

このような阻害機構を mechanism-based inhibition (MBI) という.

Check Point

mechanism-based inhibition (MBI) は不可逆的な代謝酵素阻害!

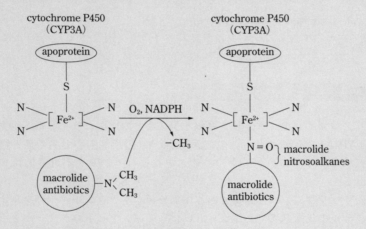

マクロライド系抗生物質による CYP3A の不活化の機構

MBI により薬物代謝酵素を阻害する薬物と,阻害される酵素
- エリスロマイシン ― CYP3A4
- クラリスロマイシン ― CYP3A4
- グレープフルーツジュース ― CYP3A4
- ソリブジン ― ジヒドロピリミジンデヒドロゲナーゼ
- パロキセチン ― CYP2D6
- リトナビル ― CYP3A4

問題 4

CYP の発現を誘導する薬物と誘導する CYP 分子種の組合せのうち，正しいものはどれか．

	薬物	CYP 分子種
1	フェニトイン	CYP1A2
2	フェノバルビタール	CYP2C9
3	喫煙	CYP2C19
4	リファンピシン	CYP2D6
5	カルバマゼピン	CYP3A4

解答　2, 5

解説

1 フェニトインは，CYP2C9，CYP3A4 を誘導する．
3 喫煙は，CYP1A2 を誘導する．
4 リファンピシンは，CYP2C9，CYP2C19，CYP3A4 を誘導する．CYP2D6 を誘導する薬物は知られていない．

2 と 5 は正しい．

CYP の発現誘導が生じると，その CYP 分子種で代謝される薬物の代謝が促進され，血中濃度が低下するため，作用が減弱する場合がある．

Check Point

CYP の代表的な誘導薬を覚える！

CYP分子種	誘導する薬物など
1A2	喫煙
2C9	カルバマゼピン，フェニトイン，フェノバルビタール（抗てんかん薬），リファンピシン（抗結核薬）
2C19	リトナビル（抗HIV薬），リファブチン，リファンピシン（抗結核薬）
2D6	知られていない
3A4	エファビレンツ（抗HIV薬），カルバマゼピン，フェニトイン，フェノバルビタール（抗てんかん薬），リファブチン，リファンピシン（抗結核薬），セントジョーンズワート（西洋オトギリソウ）

問題5

オメプラゾールによるCYP1A1の誘導に関与する核内レセプターはどれか.
1 AhR（aryl hydrocarbon receptor）
2 PXR（pregnane X receptor）
3 CAR（constitutive androstane receptor）

解答　1

解説

オメプラゾールにより活性化されたAhR（aryl hydrocarbon receptor）が核内に移行し，核内でArnt（AhR nuclear translocator）とヘテロ二量体を形成し，この二量体がCYP1A1遺伝子の5′上流領域にあるXRE（xenobiotics responsive element）に結合して，RNAの転写を活性化する.

Check Point

CYP の発現は核内レセプターを介して誘導される!

誘導薬と CYP	核内レセプター	ヘテロダイマーの相手	転写促進部位
多環芳香族炭化水素による CYP1A1/CYP1A2 の誘導	aryl hydrocarbon receptor (AhR)	AhR nuclear translocator (Arnt)	CYP1A1 の 5′ 上流領域にある XRE (xenobiotics responsive element) に結合
リファンピシンによる CYP3A4 の誘導	pregnane X receptor (PXR)	retinoid X receptor (RXR)	CYP3A4 の 5′ 上流領域にある ER6 (everted repeat 6) に結合
フェノバルビタールによる CYP2B/CYP2C の誘導	constitutive androstane receptor (CAR)	retinoid X receptor (RXR)	CYP 遺伝子の 5′ 上流領域にある phenobarbital-responsive enhancer module (PBREM) に結合

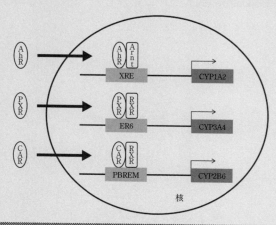

演習問題

問1 次の記述の正誤を答えなさい．

1. 2つの薬物を同時に投与したとき，同一のシトクロムP450（CYP）分子種で代謝される場合には，薬物相互作用の原因となることがある．
2. 1つの薬物が，CYPに対して誘導作用と阻害作用の両方を示す場合がある．
3. 一般的に薬物代謝酵素が誘導される場合，誘導薬の曝露後，ただちに酵素活性が増加する．
4. シメチジンはCYPのヘム鉄と複合体を形成し，CYPの代謝活性を増強する．
5. ケトコナゾールは，核内レセプターに結合して代謝反応を阻害する．
6. 喫煙は，肝臓のCYP1A2を誘導する．
7. 喫煙患者では，非喫煙患者と比較してテオフィリンの血中濃度が高くなる可能性がある．
8. ワルファリンの血中濃度は，イトラコナゾールによるCYPの非特異的阻害により上昇する．
9. ワルファリンの抗血液凝固作用は，フェノバルビタールとの併用により減弱する．
10. グレープフルーツジュース飲用によって，フェロジピンの降圧効果が減弱する．

問2 CYPの阻害に関する記述のうち，正しいものはどれか．

1. アゾール系抗菌薬であるイトラコナゾールやボリコナゾールは，CYPのヘム鉄に配位しCYPの代謝活性を阻害する．
2. CYP2C9を阻害する薬物とワルファリンを併用すると，ワルファリンの血中濃度は増加する．

3 シプロフロキサシンは，CYP2D6 を阻害することによりチザニジンの血中濃度を上昇させる．
4 グレープフルーツジュースに含まれるフラノクマリン類は，おもに肝臓の CYP3A4 を阻害する．
5 エリスロマイシンは，CYP3A4 の代謝活性を競合的に阻害する．

問3 CYP の誘導に関する記述のうち，正しいものはどれか．
1 フェノバルビタールは，核内レセプターCAR を介して CYP を誘導する．
2 CYP2D6 は，リファンピシンにより誘導される．
3 喫煙は CYP2C9 の誘導を引き起こし，プロプラノロールの代謝を亢進することがある．
4 カルバマゼピンなどの誘導薬は，CYP のヘム鉄に結合して代謝反応を活性化する．
5 エタノールは CYP2E1 を誘導し，アセトアミノフェンの肝毒性を増強させる．

問4 CYP3A4 の阻害および誘導に関する記述のうち，正しいものはどれか．
1 リファンピシンは，肝細胞内の核内レセプターPXR に結合して CYP3A4 を阻害する．
2 エリスロマイシンなどのマクロライド系抗生物質は，CYP3A4 を不可逆的に阻害する．
3 セントジョーンズワートは CYP3A4 を阻害し，タクロリムスやシクロスポリンの血中濃度を上昇させる．
4 グレープフルーツジュースの成分は，小腸の CYP3A4 を誘導する．
5 カルバマゼピンは連用によって CYP3A4 の誘導を起こし，

同じ投与量を繰り返し投与した場合，血中濃度は低下する．

問5 CYP以外の代謝酵素の阻害および誘導に関する記述のうち，正しいものはどれか．
1 イミペネム，パニペネムなどのカルバペネム系抗生物質は，バルプロ酸の代謝を阻害する．
2 フェノバルビタールは，グルクロン酸転移酵素を含む複数の薬物代謝酵素を誘導する．
3 アロプリノールは，メルカプトプリンの代謝酵素であるキサンチンオキシダーゼを誘導し，その血中濃度を低下させる．
4 ソリブジンの代謝物である5-ブロモビニルウラシルは，ジヒドロピリミジンデヒドロゲナーゼを阻害し，5-フルオロウラシルの代謝を抑制する．
5 ベンセラジドは，脳におけるレボドパからドパミンへの代謝を阻害する．

問6 CYP3A4を不可逆的に阻害する抗生物質の種類として正しいものはどれか．
1 アミノグリコシド系抗生物質
2 カルバペネム系抗生物質
3 セフェム系抗生物質
4 テトラサイクリン系抗生物質
5 マクロライド系抗生物質

問7 ヘム鉄に配位することによって，シトクロム P450 の活性を最も強く阻害するのはどれか．

問8 A欄の薬物の血中濃度がB欄の薬物などの併用によって低下する組合せはどれか．

	A	B
1	シンバスタチン	クラリスロマイシン
2	タクロリムス	セントジョーンズワート
3	テオフィリン	シプロフロキサシン
4	メルカプトプリン	アロプリノール
5	ワルファリン	ミコナゾール

問 9 次のグラフに示す現象のメカニズムは何か.

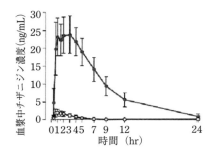

● : 100 mg のフルボキサミンを 1 日 1 回 4 日間経口投与後にチザニジン 4 mg を経口投与.
○ : 対照

問 10 次のグラフに示す現象のメカニズムは何か.

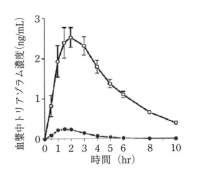

● : 600 mg のリファンピシンを 1 日 1 回 5 日間経口投与後にトリアゾラム 0.5 mg を経口投与
○ : 対照

3-4 肝疾患時における薬物動態変動

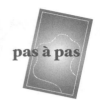

問題1

疾患時の薬物動態に関する記述のうち，正しいものはどれか．
1 脂肪肝症状を示す患者の薬物代謝能は，肝硬変患者の薬物代謝能よりも低い．
2 トルブタミドは，肝固有クリアランスが小さいため，肝血流量が低下すると，全身クリアランスが低下しやすい．
3 非代償性肝硬変では，血漿アルブミン量の低下により，血漿中薬物の非結合形の割合が増加する．
4 呼吸不全では，動脈血の酸素分圧の低下により，肝シトクロムP450による薬物代謝活性が増大する．
5 リドカインの肝クリアランスは，うっ血性心不全時の肝血流量減少により低下する．

解答　3, 5

解説

まず，この問題を解くためには，肝疾患時における，肝臓の機能変化，代謝能の低下，血漿タンパク質の産生能の低下，血流の低下を理解する必要がある．さらに，肝クリアランスが血流律速型か，肝固有クリアランス律速型かを個々の薬物で的確に覚えることにより，簡単に解ける．

1 × 一般に肝硬変の患者のほうが薬物代謝能は低い．肝実質細胞が線維化により減少するため．
2 × トルブタミドのクリアランスは，肝固有クリアランス律速型であり，肝血流量の変動による影響をあまり受けない．むしろ，タンパク結合の変動の影響を受ける．
3 ○ 肝臓は，血漿タンパク質（アルブミン，α_1-酸性糖タンパク質）の産生を行っており，肝硬変により血漿タンパク質が低下し非結合形分率が増加する．
4 × 肝シトクロム P450 による代謝は薬物の酸化反応であり，酸素分圧低下により代謝活性は低下する．
5 ○ リドカインの肝クリアランスは肝血流律速であり，肝血流量の低下によりクリアランスが低下する．

問題 2

下図は健常人における 6 種の薬物の血漿タンパク結合率と肝抽出率をプロットしたものである．これらの薬物の体内動態の変動に関する記述のうち，正しいものはどれか．

1 肝血流速度が減少すると，ニカルジピン，リドカイン，プロプラノロールの肝クリアランスは低下する．
2 血漿アルブミン量が低下した際のアンチピリン，テオフィリン，トルブタミドの肝クリアランスの変動率はほぼ等しい．
3 アンチピリン，テオフィリン，トルブタミドの肝クリアランスは，いずれも肝固有クリアランスの変動の影響を受けやすい．
4 ニカルジピンとトルブタミドの肝クリアランスは，いずれも血漿タンパク結合率の変動の影響を受けやすい．
5 ニカルジピン，リドカイン，プロプラノロールの肝アベイラビリティは，肝血流速度の変動の影響を受けやすい．

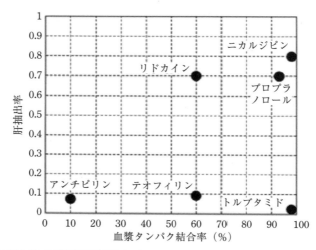

解答　1, 3, 5

解説

グラフから肝クリアランスが血流律速型か，肝固有クリアランス律速型かを的確に読み取ることができれば，個々の薬物を正確に覚えなくても簡単に解ける．

1 ○ ニカルジピン，リドカイン，プロプラノロールはいずれも肝抽出率が高い薬物なので，これらの薬物のクリアランスは肝血流量に依存する．したがって肝血流量が減少するとクリアランスは減少する．

2 × アンチピリン，テオフィリン，トルブタミドはいずれも肝抽出率（浄化率）の小さい薬物であるが，トルブタミドはタンパク非結合形分率が小さいため，アンチピリン，テオフィリンと比べて血漿タンパク質量の変動の影響を受けやすい．

3 ○ アンチピリン，テオフィリン，トルブタミドはいずれも肝抽出率の小さい薬物である．よって，これらの薬物はいずれも肝固有クリアランスの変動の影響を受けやすい．

4 × ともにタンパク非結合形分率が小さな薬物であり，トルブタミドは肝抽出率も小さいため血漿タンパク非結合形分率の影響を受けるが，ニカルジピンは肝抽出率の大きい薬物であり，肝血流律速であるためタンパク非結合形分率の変動の影響は受けない．

5 ○ ニカルジピン，リドカイン，プロプラノロールはいずれも肝抽出率が高く，肝アベイラビリティ（1－肝抽出率）が小さい薬物であり，その値は $Q/f_B CL_{int}$ と近似される（Check Point 参照）．したがって，肝血流速度の変動の影響を受けやすい．

Check Point

血流,臓器固有クリアランス,浄化率と律速段階との関係を理解する！
処理臓器に,血流量 Q で流入した血液に含まれる薬物は,2通りの経路をたどる.1つは,臓器において除去されず薬物が臓器から血流にのって出て行く経路であり,他方は,その臓器において薬物が除去される経路である.それぞれの割合を決定するのが,血流量 Q と臓器本来の処理能力をあらわす臓器固有クリアランス $f_B CL_{int}$ である.

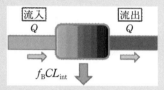

その処理能力を Q および $f_B CL_{int}$ を用いてあらわすと,浄化率(除去率)を次式であらわすことができる.

$$E = \frac{f_B CL_{int}}{Q + f_B CL_{int}}$$

したがって,臓器クリアランスは,

$$CL = QE = \frac{f_B CL_{int} \cdot Q}{Q + f_B CL_{int}}$$

とあらわすことができる.
この場合, Q と $f_B CL_{int}$ との大小関係により臓器クリアランスの律速が決まってくる.その関係を下の表にまとめた.

Q と $f_B CL_{int}$ との大小関係	E(浄化率)(除去率)	CL(臓器クリアランス)
$Q \ll f_B CL_{int}$ (処理能力が高い)	1に近い値	$CL \simeq Q$ (血流律速)
$Q \gg f_B CL_{int}$ (処理能力が低い)	0に近い値	$CL \simeq f_B CL_{int}$ (固有クリアランス律速)

問題3

下図は，うっ血性心不全患者および健常人における静注時のリドカインのクリアランスとインドシアニングリーン（ICG）のクリアランスの関係を示している．次の記述のうち，正しいものはどれか．なお，図中の○は中等度うっ血性心不全患者の値を示す．

1 図中の●は健常者を示し，■は重度のうっ血性心不全患者の値を示している．
2 うっ血性心不全患者においては，心拍出量が低下する傾向があり，それがリドカインのクリアランスを変化させたと推定できる．
3 ICG のクリアランスは肝代謝能の指標として用いられており，うっ血性心不全患者においては肝代謝機能低下が引き起こされ，リドカインのクリアランスが変化したと推定できる．
4 リドカインも ICG も血漿タンパク質との結合率が高く，うっ血性心不全患者において血漿タンパク質濃度の低下により，ともにクリアランスが変化したと推定できる．
5 プロプラノロールのクリアランスについても同様のプロットを行うと，ICG のクリアランスとよい相関が得られる．

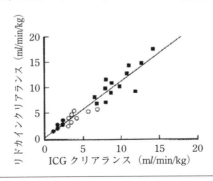

解答　2，5

解説

この問題は，心不全により，肝血流量が変化することを理解し，また，リドカインとインドシアニングリーンが血流律速型の薬物であることを理解しているかを問う問題である．血流変化により，肝クリアランスが変化するのを的確に理解すれば，簡単に解ける問題である．

1　×　リドカインは肝クリアランスが血流律速型の薬物である．クリアランスが大きいほど，肝血流量が大きい．したがって，■が健常者を示し，●が重度のうっ血性心不全患者を示す．
2　○　リドカインは肝クリアランスが血流律速型の薬物である．
3　×　ICGの肝クリアランスも血流律速型であり，血流の変動を受けやすい．
4　×　血漿タンパク質濃度の変化については，何も議論できない．
5　○　プロプラノロールも肝クリアランスが血流律速型の薬物である．

3-4 肝疾患時における薬物動態変動

Check Point

肝疾患時における，肝臓の機能変化，代謝能の低下，血漿タンパク質の産生能の低下，血流の低下を的確に理解する．また，肝クリアランスが血流律速型か，肝固有クリアランス律速型かを個々の薬物で的確に覚える！

肝臓の機能低下	薬物動態変動要因	影響を受ける薬物
肝血流の低下	血流律速型薬物の肝クリアランスの低下	プロプラノロール，ベラパミル，リドカイン
代謝酵素活性の低下	肝固有クリアランスの低下による肝クリアランスの低下（影響を受けやすいのは，固有クリアランス律速型薬物）	アセトアミノフェン，アンチピリン，テオフィリン，トルブタミド，フェニトイン，ワルファリン
血漿タンパク質の合成能の低下	固有クリアランス律速型の薬物血漿非結合形分率の増大による肝クリアランスの増大	トルブタミド，フェニトイン，ワルファリン
	血漿非結合形分率の増大による分布容積の増大	トルブタミド，ワルファリン，イミプラミン，プロプラノロール

Column　身近にある血流律速と固有クリアランス律速

固有クリアランスの概念は難しい．でも，肝臓を回転寿司屋に置き換えると，幾分理解しやすくなる．回転寿司屋では，お客が取りやすい速度で寿司皿が回っており，お客の数に応じて，寿司が消費されている．この場合，お客の数が増えれば増えるほど，寿司の消費は増大する．寿司が薬物，お客を代謝酵素と考えると，このときの寿司の消費は固有クリアランス律速であり，お客の数が増えると消費は増え続ける．しかしながら，お客が増えすぎると，消費能力は，回転速度によって決まる．寿司が供給されても，すぐに取られてしまって，回っている寿司皿は少なくなる．これが，いわゆる血流律速である．お客を肝臓における代謝酵素，回転速度を血流として考えている．一方，寿司皿の回転速度を上げると，お客は取りづらくなり，消費が落ちることになる．お客が皿を取る割合も回転速度との兼ね合いにより決まってくる．お客が多くなると回転速度が上がるらしいということを，回転寿司屋で実感してみては．回転速度（血流）とお客の取る能力（酵素の種類），お客の数（酵素の量）に依存して，消費能力（臓器クリアランス）が決まってくる．身近な現象もクリアランスの考え方で分析することができる．

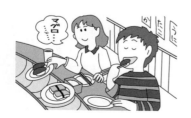
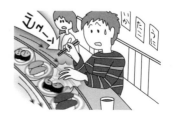

演習問題

問1 肝疾患患者に対して注意を要する薬物はどれか.
1 リドカイン
2 ジゴキシン
3 ワルファリン
4 フロセミド
5 ベンジルペニシリン

問2 肝疾患患者に対して注意を要する薬物はどれか.
1 ジアゼパム
2 ゲンタマイシン
3 アセトアミノフェン
4 フロセミド
5 ベンジルペニシリン

問3 肝クリアランスが肝固有クリアランス律速の薬物はどれか.
1 リドカイン
2 ゾニサミド
3 トルブタミド
4 プロプラノロール
5 ベラパミル

問4 肝クリアランスが血流律速の薬物はどれか.
1 リドカイン
2 ゾニサミド
3 トルブタミド
4 ワルファリン
5 ベラパミル

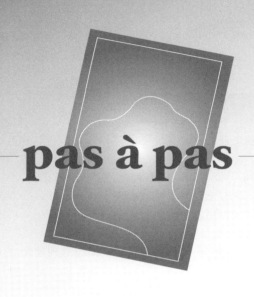

第4章

排　　泄

4-1 腎排泄

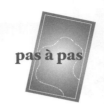

問題1

腎臓の構造および機能に関する記述のうち，正しいものはどれか．

1 腎臓には1分間に1〜1.5 Lの血液が流入する．
2 毎分550〜700 mLの血漿が糸球体に流入し，その80％が実際にろ過される．
3 糸球体ろ過速度は100〜120 mL/minである．
4 糸球体ろ過は加圧ろ過であり，毛細血管内圧がボーマン嚢内圧よりも高いために起こる．
5 糸球体で限外ろ過された原尿のうち，約90％が尿細管で再吸収される．

解答　1, 3, 4

解説

1 ○ 腎臓には1〜1.5 L/minの血液（心拍出量の20〜25％の血液）が流入することから，4〜5分に1回の割合で全血液が腎を通過することになる．
2 ×　3の解説参照．
3 ○ 血漿の550〜700 mL/minが糸球体に流入し，そのうちの20％が

実際にろ過されることから，実際の糸球体ろ過速度は100〜120 mL/min である．

4 ○ 糸球体ろ過は加圧ろ過であるため，糸球体の毛細血管内圧がボーマン嚢内圧より高いために起こる．

5 × 糸球体ろ過された原尿の量は1日に約180 L に及ぶが，99％以上は尿細管で再吸収され，1日の尿量は約1.5〜1.8 L である．

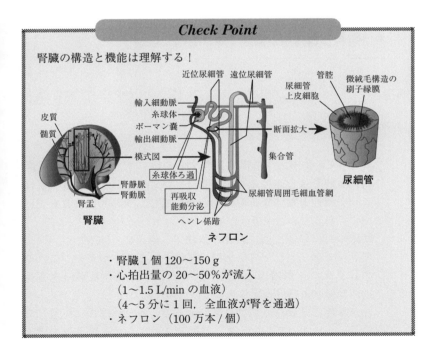

Check Point

腎臓の構造と機能は理解する！

- 腎臓1個 120〜150 g
- 心拍出量の 20〜50％ が流入
  （1〜1.5 L/min の血液）
  （4〜5分に1回，全血液が腎を通過）
- ネフロン（100万本/個）

問題2

腎機能および腎における薬物の動態に関する記述のうち，正しいものはどれか．

1. 弱酸性薬物は尿 pH の低下によって尿細管再吸収が増大するため，尿中排泄が減少する．
2. 臨床の場において，患者の糸球体ろ過速度はイヌリンの腎クリアランスを指標に評価されることが多い．
3. 糸球体の基底膜は陰性に荷電しているため，アニオン性薬物はカチオン性薬物よりろ過されにくい．
4. 尿細管分泌は pH 分配仮説に従う．
5. 薬物の尿細管再吸収は受動的な単純拡散によるものであり，特殊な輸送系が関与することはない．

解答　1，3

解説

1. ○　尿の pH 変化が尿中排泄に影響するのは，遠位尿細管での受動的再吸収を変化させるためである．尿の pH が低下することにより弱酸性薬物は分子形の割合が増加し，受動的再吸収を受けやすくなるため尿中排泄が減少する．
2. ×　臨床の場においては，患者の糸球体ろ過速度（GFR）は，クレアチニンクリアランスを指標に評価されることが多い．これはクレアチニンが内因子であり，もっぱら糸球体ろ過のみを受け，分泌および再吸収されにくいためである．
3. ○　腎糸球体基底膜は，シアル酸に富んでいるため陰性に荷電している．したがって，カチオン性薬物よりアニオン性薬物のほう

が，電気的反発によりろ過されにくい．
4 × 尿細管における分泌はおもに輸送担体（トランスポーター）による能動輸送，再吸収は pH 分配仮説に従う単純拡散と考えられているが，アミノ酸やグルコースなどの栄養素は能動的に再吸収される．
5 × 近位尿細管での再吸収は能動的である．一方，遠位尿細管での再吸収は単純拡散による輸送である．

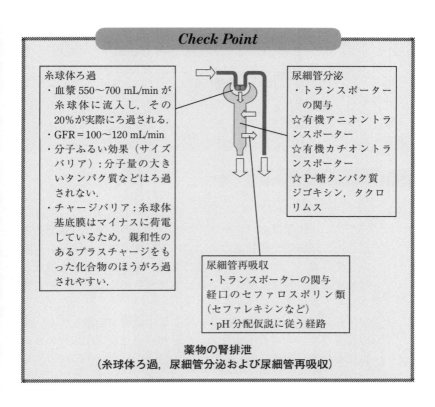

Check Point

糸球体ろ過
- 血漿 550〜700 mL/min が糸球体に流入し，その 20％が実際にろ過される．
- GFR = 100〜120 mL/min
- 分子ふるい効果（サイズバリア）：分子量の大きいタンパク質などはろ過されない．
- チャージバリア：糸球体基底膜はマイナスに荷電しているため，親和性のあるプラスチャージをもった化合物のほうがろ過されやすい．

尿細管分泌
- トランスポーターの関与
- ☆有機アニオントランスポーター
- ☆有機カチオントランスポーター
- ☆P-糖タンパク質 ジゴキシン，タクロリムス

尿細管再吸収
- トランスポーターの関与 経口のセファロスポリン類（セファレキシンなど）
- pH 分配仮説に従う経路

薬物の腎排泄
（糸球体ろ過，尿細管分泌および尿細管再吸収）

問題3

図の1〜5のうち，イヌリンの血漿中濃度と腎クリアランスとの関係を示すのはどれか．

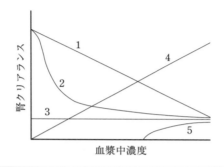

解答 3

解説

1 ×
2 × パラアミノ馬尿酸のパターン．パラアミノ馬尿酸は，糸球体ろ過と近位尿細管での分泌によってのみ腎排泄され，尿細管再吸収は受けない．したがって，パラアミノ馬尿酸の血漿中濃度が増加すると，近位尿細管での分泌過程が飽和するので，その腎クリアランスは小さくなる．
3 ○ イヌリンのパターン．イヌリンは血漿中濃度が変動しても一定の腎クリアランスを示すため，糸球体ろ過速度（GFR）のよい指標となる．
4 ×

5 × グルコースのパターン．グルコースは血漿中濃度が低いときにはグルコーストランスポーターによって再吸収されるため，まったく尿中に排泄されず，腎クリアランスはゼロである．血漿中濃度が極めて高いときには，輸送担体（トランスポーター）の飽和により再吸収が抑制され，尿中に排泄されるようになる．

Check Point

腎排泄の3つの過程を的確に押さえる！
①糸球体ろ過
②尿細管分泌
③尿細管再吸収
①＋②－③＝尿中排泄

薬物は糸球体でろ過され，近位尿細管で能動的に分泌される．尿細管中に排泄された薬物は，遠位尿細管から受動的に再吸収される（ただし，近位尿細管で能動的に再吸収される薬物もある）．

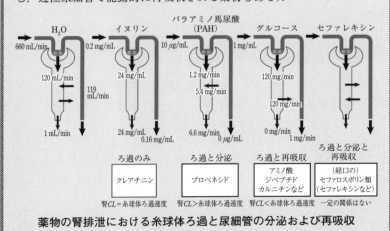

薬物の腎排泄における糸球体ろ過と尿細管の分泌および再吸収

問題 4

ある薬物を患者に点滴静注により持続投与中である．定常状態における血中薬物濃度は 5.0 μg/mL であり，定常状態到達時にいったん完全に排尿し，5 時間後に再度排尿した尿の総量は 300 mL，尿中薬物濃度は 180 μg/mL であった．この患者における糸球体ろ過速度を 120 mL/min，薬物の尿細管再吸収率を 20％，血中非結合形分率を 0.20 としたとき，この薬物の尿細管分泌クリアランス (mL/min) に最も近い値はどれか．

1　10
2　20
3　150
4　600
5　2,500

解答　2

解説

この薬物の腎クリアランスを CL_r，尿細管分泌クリアランスを CL_s，尿細管再吸収率を FR，血中非結合形分率を f_u，糸球体ろ過速度を GFR とすると，この薬物の腎クリアランスは，

$CL_r = (f_u \times GFR + CL_s) \times (1 - FR)$ の式で求めることができる．

この薬物の腎クリアランス (CL_r) は，定常状態における血中濃度 (C)，単位時間あたりの尿量 (V)，尿中薬物濃度 (U) で求めることができ，

$$CL_r = \frac{U \times V}{C}$$

であらわされる.

ここで,単位時間あたりの尿量 (V) は,時間までに排泄した尿量が 300 mL なので,

$$V = \frac{300 \text{ (mL)}}{5 \text{ (h)}} = 60 \text{ (mL/h)} = 1 \text{ (mL/min)}$$

である.

それぞれの値を代入して,尿細管分泌クリアランスを求める.

$$\frac{180 \text{ }(\mu\text{g/mL}) \times 1 \text{ (mL/min)}}{5.0 \text{ }(\mu\text{g/mL})} = (0.2 \times 120 \text{(mL/min)} + CL_\text{s}) \times (1 - 0.2)$$

$$36 \text{ (mL/min)} = (24 \text{ (mL/min)} + CL_\text{s}) \times 0.8$$

$$CL_\text{s} = \frac{36 \text{ (mL/min)}}{0.8} - 24 \text{ (mL/min)} = 21 \text{ (mL/min)}$$

この薬物の尿細管分泌クリアランスは,21 (mL/min) である.

Column 血流と組織（臓器）クリアランス

クリアランスの基本的な考え方は，単位時間あたり血液をどれだけ浄化できるかということである．血液のプールから血液を Q で吸い取り，浄化された血液を Q の血流で戻す場合を考える．浄化される前の濃度を C_{in}，浄化された後の濃度を C_{out} とすると，浄化速度は2通りで表現できる．

浄化速度＝（流入速度）−（流出速度）＝（クリアランス）・（血液中濃度）
この式を Q, C_{in}, C_{out}, クリアランス CL を用いてあらわすと，

$QC_{in} - QC_{out} = CL \cdot C_{in}$

とあらわすことができ，CL についてまとめると，

$$CL = \frac{C_{in} - C_{out}}{C_{in}} Q = E \cdot Q$$

と求められる．この式の意味することは，処理臓器に流入する血流量 Q を E の割合だけ浄化できるということを示したものである．

この考え方は，血液におけるクリアランスに限らず，プールの浄化装置における浄化能力を，処理される水量として表現することができることと同じ考え方である．

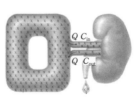

プールの浄化装置と同じ機能をもった臓器

問題5

患者の血清クレアチニン濃度が 1.0 mg/dL, 24 時間採取した尿の総量が 1.8 L, 尿中クレアチニン濃度は 0.60 mg/mL であった. この患者のクレアチニンクリアランス (CL_{cr})[mL/min] はどのくらいか.

解答 75 [mL/min]

解説

単位時間あたりの尿中クレアチニン排泄量=尿中濃度 (U) ×1 時間あたりの尿量 (V) = 0.60 [mg/mL] ×1800 [mL] /24 [hr] = 45 [mg/hr] = 0.75 [mg/min]

血清クレアチニン濃度 (C) は 1.0 [mg/dL] = 0.01 [mg/mL]

$$CL_{cr} = \frac{U \cdot V}{C} = \frac{単位時間あたりの尿中クレアチニン排泄量}{血清クレアチニン濃度}$$
$$= 0.75 \text{ [mg/min]} / 0.01 \text{ [mg/mL]} = 75 \text{ [mL/min]}$$

なお,クレアチニンは骨格筋由来のクレアチン代謝産物であり,年齢や性別,体重の影響を受けて変動する.

問題6

主として未変化体のまま体内から尿中に排泄されるのはどれか.
1 ゲンタマイシン
2 テオフィリン
3 ニフェジピン
4 フェニトイン
5 リドカイン

解答　1

解説

1 ○ アミノグリコシド系抗菌薬（ゲンタマイシンなど）は主として未変化体のまま体内から尿中に排泄される腎排泄型薬物.
2 × 肝代謝型. 肝代謝能依存型でタンパク結合非感受性薬物.
3 × 肝代謝型. 肝血流量依存型薬物.
4 × 肝代謝型. 肝代謝能依存型でタンパク結合感受性薬物.
5 × 肝代謝型. 肝血流量依存型薬物.

Check Point

腎排泄型薬物

薬効分類		薬物名
抗菌薬	セフェム系	セファゾリン
		セフメタゾール
		セファレキシン
	カルバペネム系	ドリペネム
	グリコペプチド系	バンコマイシン
	アミノグリコシド系	カナマイシン
		ゲンタマイシン
		トブラマイシン
		アルベカシン
	ニューキノロン系	オフロキサシン
		レボフロキサシン
	抗結核薬	エタンブトール
抗真菌薬		フルシトシン
抗ウイルス薬		アシクロビル
		オセルタミビル
抗悪性腫瘍薬		カルボプラチン
		メトトレキサート
糖尿病治療薬		メトホルミン
		シタグリプチン
抗不整脈薬		アテノロール
		ピルシカイニド
		シベンゾリン
神経障害性疼痛治療薬		プレガバリン
麻薬性鎮痛薬		モルヒネ
抗てんかん薬		ガバペンチン
チアジド系利尿薬		ヒドロクロロチアジド
強心配糖体		ジゴキシン
直接経口抗凝固薬		ダビガトランエテキシラート
ACE阻害薬		エナラプリル
		リシノプリル
PDE3阻害薬		ミルリノン
抗躁薬		(炭酸) リチウム
パーキンソン病/インフルエンザ治療薬		アマンタジン

演習問題

問1 尿中排泄率の高い薬はどれか．
 1 テトラサイクリン
 2 アミカシン
 3 シルニジピン
 4 セフォゾプラン
 5 エリスロマイシン

問2 曝露により尿中の馬尿酸濃度が上昇するのはどれか．
 1 アニリン
 2 ニトロベンゼン
 3 トルエン
 4 フェノール
 5 ベンジルアルコール

問3 薬物の尿中排泄に重要なはたらきをする腎小体を糸球体とともに構成しているのはどれか．
 1 ヘンレ係蹄
 2 ボーマン嚢
 3 集合管
 4 近位尿細管
 5 遠位尿細管

問4 薬物を点滴静注したとき，定常状態における血中薬物濃度は 2 μg/mL であった．また，そのときの尿中薬物濃度は 200 μg/mL であり，尿量は 1 mL/min であった．この薬物の腎クリアランス（mL/min）を求めなさい．
 1 2

2 10
3 100
4 200
5 400

問5 糸球体ろ過速度に対する腎クリアランスの比がほぼ1に等しいのはどれか.
1 アンピシリン
2 イヌリン
3 インドシアニングリーン
4 グルコース
5 パラアミノ馬尿酸

問6 腎排泄に関する記述のうち,正しいものはどれか.
1 一般に,通常成人の腎血流量は100〜130 mL/minである.
2 糸球体ろ過は,加圧ろ過であり,毛細血管内圧がボーマン嚢内圧よりも高いために起こる.
3 サリチル酸は,尿がアルカリ性になると尿細管での再吸収が増加し,その腎クリアランスは小さくなる.
4 パラアミノ馬尿酸の腎クリアランスは,血漿中濃度の増加に伴って大きくなる.
5 尿細管において再吸収を受けない薬物の血中濃度が定常状態にあるとき,尿中の薬物濃度は血漿中の非結合形薬物濃度に比べて高くなる.

問7 薬物の腎排泄に関する記述のうち,正しいものはどれか.
1 糸球体の基底膜は陽性に帯電しているため,酸性薬物は塩基性薬物よりろ過されやすい.
2 投与された薬物のすべてが腎排泄によって消失するとき,そ

の腎クリアランスはクレアチニンクリアランスにほぼ等しい.
3 フェノールスルホンフタレインはおもに尿細管分泌により体内から消失するため, 腎機能測定に用いられる.
4 OAT1 は近位尿細管上皮細胞の刷子縁膜に存在し, 細胞内の有機カチオンを管腔内へ排出する.
5 尿細管における弱塩基性薬物の再吸収は尿の pH が大きくなると増大し, その腎クリアランスは低下する.

問8 65歳男性. 花粉症のため近医を受診した. 医師が服用中の薬について確認したところ, 以下の処方による治療を受けていることがわかった. そこで, 医師は地域連携の会議などでよく顔を合わせている薬剤師に電話して, 抗アレルギー剤の選択について相談した.

テルミサルタン錠 40 mg　　　　　　1回1錠(1日1錠)
　　　　　　　　　　　　　　　　　1日1回　朝食後　14日分
沈降炭酸カルシウム錠 500mg (抗リン血症用)
　　　　　　　　　　　　　　　　　1回2錠(1日6錠)
　　　　　　　　　　　　　　　　　1日3回　毎食直後　14日分

　以下の抗アレルギー剤のうち, 処方を避けることが望ましい薬剤として, 医師に伝えるのはどれか.
1 アゼラスチン塩酸塩錠
2 エバスチン錠
3 ケトチフェンフマル酸塩錠
4 ジフェンヒドラミン塩酸塩錠
5 レボセチリジン塩酸塩錠

問9 問8の薬剤の処方を避けることが望ましい理由として，適切なのはどれか．
1 テルミサルタンの血漿タンパク結合を阻害するため．
2 テルミサルタンの代謝を阻害するため．
3 沈降炭素カルシウムへの吸着により，その薬物の薬効が減弱するため．
4 肝機能障害患者では，その薬物の活性代謝物への代謝が抑制されるため．
5 腎機能障害患者では，その薬物の高い血中濃度が持続するため．

問10 健常人におけるイヌリンの血漿中濃度と尿中排泄速度との関係を正しくあらわしたグラフはどれか．

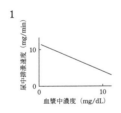
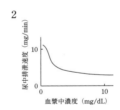
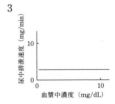
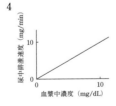
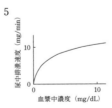

4-2 胆汁中排泄

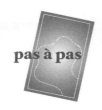
pas à pas

問題1

薬物の胆汁中排泄に関する記述のうち，正しいものはどれか．
1 薬物の肝クリアランスは，肝臓での代謝クリアランスと代謝物の胆汁中への排泄クリアランスの和であらわされる．
2 胆管側膜上には，ATPの加水分解エネルギーを直接利用した一次性能動輸送体群が発現し，薬物の胆汁中排泄に関与している．
3 分子量が小さい薬物ほど胆汁中に排泄されやすい．
4 インドシアニングリーンは，胆汁中へ特異的に排泄されることを利用した肝機能検査薬である．
5 胆汁中排泄の支配要因の1つに薬物の分子量があり，ヒトの場合，分子量が約500以下の薬物は胆汁中に排泄されやすい．

解答　2，4

解説

1 ×　肝クリアランスは，肝臓での代謝と未変化体の胆汁中への排泄クリアランスの和としてあらわされる．
2 ○　胆管側膜上には輸送担体（トランスポーター）が存在し，ATP

を直接的に消費して薬物を胆汁中に排泄している．

3 × 一般にグルクロン酸抱合，硫酸抱合，グリシン抱合，グルタチオン抱合などを受け，分子量が大きくなるほど胆汁中に排泄されやすくなる．一般に，分子量が500以上で極性の高い薬物が胆汁中排泄を受けやすい．

4 ○ インドシアニングリーン（ICG）は，肝実質細胞に取り込まれ胆汁中に排泄されることにより，肝機能検査薬として使用される．

5 × 分子量が約500以上の薬物はそれ以下の薬物に比べて胆汁中に排泄されやすい．

Check Point

胆汁排泄されやすい物質の特徴を的確に理解する！

グルクロン酸抱合，硫酸抱合，グリシン抱合，グルタチオン抱合などの抱合を受け，分子量が大きくなるほど，水溶性が高くなり，胆汁中に排泄されやすくなる．

抗菌薬	エリスロマイシン
肝機能検査薬	インドシアニングリーン
高脂血症治療薬	ロスバスタチン，シンバスタチン，プラバスタチン

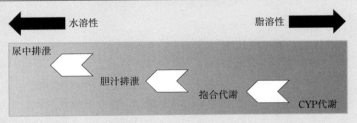

薬物の水溶性・脂溶性と動態学的特徴

問題2

排泄に関する次の記述のうち，正しいものはどれか．
1 胆汁中に分泌されたプラバスタチンは，腸管から再吸収されることなく糞便中に排泄される．
2 インドメタシンはエステル型グルクロン酸抱合体として胆汁中へ分泌され，腸管から再吸収されることなく糞便中へ排泄される．
3 避妊薬のエチニルエストラジオールは経口の抗生物質と併用してもよい．
4 抗リウマチ薬のレフルノミドは高コレステロール血症治療薬のコレスチラミンと併用してもよい．
5 薬物が胆汁中に排泄されるためには，血液中の薬物が肝実質細胞に取り込まれ，毛細胆管側膜（bile canicular membrane）を透過する必要がある．

解答 5

解説

1 × プラバスタチンは胆汁中に分泌されたのち消化管から再び吸収され，再び肝臓に取り込まれる．このことを腸肝循環という．
2 × インドメタシンは，グルクロン酸抱合体などの代謝物となり胆汁中に排泄されるが，腸管内のβ-グルクロニダーゼなどの酵素によって脱抱合されて，再び未変化体に戻り腸管から吸収される．これも腸肝循環のメカニズムの1つである．脱抱合にはβ-グルクロニダーゼのほかにβ-グルコシダーゼなども関与することがある．

3 × エチニルエストラジオールは肝において抱合体に変換されて胆汁を介して消化管に移行し，消化管で腸内細菌によって脱抱合され未変化体として再吸収される．抗生物質を併用すると腸内細菌が影響を受けるため脱抱合が進まず，エチニルエストラジオールの再吸収が抑制される．

4 × レフルノミドはプロドラッグであり，活性代謝物が腸肝循環するために薬効が持続している．コレスチラミンは腸管内においてこの活性代謝物に吸着して体内からの消失を促進するため，レフルノミドの薬効が減弱することがある．同様な相互作用はコレスチラミンとワルファリンの間でも認められる．

5 ○ 血液から胆汁への薬物移行には①シヌソイド側細胞膜を介して血液から肝へ取り込み，②肝細胞内移行および代謝・結合，③胆管側膜を介した胆汁中への分泌の過程が存在する．

Check Point

ヒトにおいて腸肝循環する薬物の例を押さえる！

	未変化体		代謝物
ヒト	モルヒネ インドメタシン ジクロフェナク ワルファリン クロミフェン タモキシフェン コルヒチン ジギトキシン ジゴキシン ニフェジピン メロキシカム リファンピシン ラノキシフェン 《生体成分》 ビタミン D_3 ビタミン B_{12} 胆汁酸	フルバスタチン ロスバスタチン スピロノラクトン ドキソルビシン プラバスタチン エチニルエストラジオール イトラコナゾール プロゲステロン エゼチミブ レゴラフェニブ ラロキシフェン ロラゼパム	レフルノミド (活性代謝物)

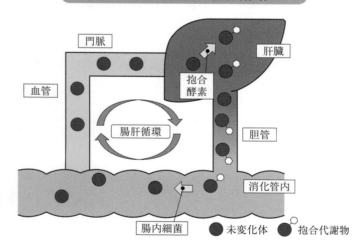

Column 薬物の腸肝循環

血管（門脈）から肝臓に移行した薬物は，未変化体あるいは抱合代謝物として胆管を介して，消化管内に戻る．その後抱合代謝物は腸内細菌による脱抱合を受け，未変化体に戻ることもある．

演習問題

問1 薬物の肝臓への分布および胆汁中排泄に関する記述のうち，正しいものはどれか．

1 肝実質細胞の血管側膜には種々の輸送担体が発現し，多くのアニオン性薬物やカチオン性薬物の肝取り込みに関与している．
2 肝実質細胞から毛細胆管への薬物輸送機構は，多くの場合，薬物の濃度勾配を利用した単純拡散である．
3 分子量の小さい薬物ほど，胆汁中へ排泄されやすい．
4 血中においてアルブミンに結合している薬物も Disse 腔に入り，肝実質細胞の近傍に到達することができる．
5 肝臓において抱合代謝を受け，胆汁中に排泄された薬物は，一般に分子量が大きく親水性が高いので，すべて糞便中へ排泄される．

問2 体内からの化学物質の排泄に関する記述のうち，正しいものはどれか．

1 尿や胆汁以外にも，唾液腺，汗腺，および涙腺を介して，化学物質は排泄される．
2 血液への溶解度が高く，かつ脂溶性が高い化学物質は，呼気中への排泄が速い．
3 化学物質の胆汁への排泄効率は，その分子量に依存しない．
4 爪や毛髪も化学物質の排泄経路とみなすことができる．

問3 腸肝循環するのはどれか．

1 アルベカシン
2 イソニアジド
3 エナラプリル

4 オセルタミビル
5 モルヒネ

問4 プラバスタチンの体内動態に関する記述のうち,正しいものはどれか.
1 プラバスタチンは,シトクロム P450 による代謝を受けやすい.
2 プラバスタチンは,胆管側膜に存在する multidrug resistance-associated protein 2 (MRP2) により胆汁中に分泌される.
3 プラバスタチンは,キニジンとの併用により中枢移行量が増える.
4 プラバスタチンの血中濃度は,シクロスポリンとの併用により上昇する.
5 プラバスタチンは,有機カチオントランスポーター OCT1 を介して肝細胞内に取り込まれる.

問5 薬物の胆汁中排泄に関する記述のうち,正しいものはどれか.
1 肝実質細胞の胆管側細胞膜上に発現し,薬物や薬物の代謝物を胆汁中へ排出する輸送担体(トランスポーター)の多くは,ATP の加水分解エネルギーを直接利用した輸送を行う.
2 一般に,分子量が小さい薬物ほど,胆汁中に排泄されやすい.
3 肝実質細胞から毛細胆管中に排出された薬物は,総胆管を経て十二指腸内に分泌される.
4 グルクロン酸抱合体となることで腸肝循環を受ける薬物は,腸内細菌がもつ β-グルクロニダーゼを阻害すると,血中濃度時間曲線下面積が増加する.
5 薬物の肝クリアランスは肝臓での代謝クリアランスであらわされ,胆汁中への排泄クリアランスは考慮されない.

4-3 排泄における薬物相互作用

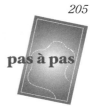

問題 1

プロベネシドの併用によってメトトレキサートの血中からの消失が遅延する主要な原因はどれか．
1 肝代謝の阻害
2 肝取り込みの阻害
3 血漿タンパク結合の阻害
4 脳移行の阻害
5 腎排泄の阻害

解答　5

解説

プロベネシドは，メトトレキサートの尿細管分泌を阻害し，メトトレキサートの血中から消失を阻害する．

Check Point

有機アニオン系薬物のヒトにおける薬物間相互作用

輸送担体（トランスポーター）	基質
有機アニオントランスポーター 　OAT1, 3（血管側膜） 　OATP4C1（血管側膜） 　OAT4（管腔側膜）	セファロスポリン系抗生物質，非ステロイド抗炎症薬，プロベネシド，アシクロビル，アデホビル，シプロフロキサシン，ジドブジン，パラアミノ馬尿酸（PAH），フロセミド，ブメタニド，メトトレキサート，ラミブジン
有機カチオントランスポーター 　OCT2（血管側膜） 　OCTN1, 2（管腔側膜）	アマンタジン，アミロライド，オキサリプラチン，テトラエチルアンモニウム（TEA），プロカインアミド，ピンドロール，メトホルミン，ラニチジン
MATE1, MATE2-K（管腔側）	メトホルミン，TEA
MDR1（P-糖タンパク質） （管腔側）	ジゴキシン，ベルベリン，パクリタキセル，ビンブラスチン，フェキソフェナジン
MRP2, 4（管腔側）	メトトレキサート，エトポシド，ミトキサントロン，プラバスタチン，バルサルタン，オルメサルタン，SN38 グルクロニド，アデホビル，トポテカン，フロセミド

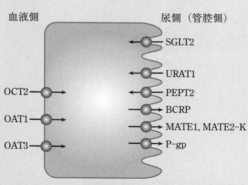

近位尿細管上皮細胞膜に存在する輸送担体

問題2

薬物 A の併用が薬物 B の体内動態に及ぼす影響として，正しいのはどれか．

	薬物 A	薬物 B	影響
1	メトクロプラミド	リボフラビン	消化管吸収の促進
2	ワルファリン	プロベネシド	糸球体ろ過の阻害
3	炭酸水素ナトリウム	サリチル酸	尿細管再吸収の促進
4	プロベネシド	メトトレキサート	尿細管分泌の阻害

解答　4

解説

1 ×　メトクロプラミドは胃内容排泄速度（GER）を早くするので，能動輸送により吸収されるリボフラビンの場合は，吸収部位で輸送担体（トランスポーター）が飽和してしまうので，消化管吸収は低下する．

2 ×　プロベネシドはワルファリンの尿細管における分泌を阻害し，ワルファリンの血中濃度を上昇させる．ワルファリンの糸球体ろ過は阻害しない．

3 ×　pH 分配仮説で考える．炭酸水素ナトリウムは尿をアルカリ性にする．サリチル酸は弱酸性薬物なので，尿がアルカリ性になると，尿中でサリチル酸のイオン形の割合が増えるので，遠位尿細管での排泄が促進される．

4 ○　記述の通りである．メトトレキサートは弱酸性薬物なので有機アニオン輸送系により尿細管腔側に分泌される．プロベネシド

は有機アニオン輸送を拮抗的に阻害する薬物であるので，併用によってメトトレキサートの尿細管分泌が阻害される．

演習問題

問1 輸送担体(トランスポーター)を介した薬物の尿細管分泌が併用薬によって阻害され,薬物の血中濃度上昇をもたらす薬物相互作用として,輸送担体,薬物,併用薬の正しい組合せはどれか.

	輸送担体(トランスポーター)	薬物	併用薬
1	中性アミノ酸トランスポーター LAT1	レボドパ	カルビドパ
2	P-糖タンパク質	ジゴキシン	キニジン
3	有機アニオントランスポーター OAT1, OAT3	メトトレキサート	プロベネシド
4	ペプチドトランスポーター PEPT1	メトホルミン	シメチジン
5	H^+/有機カチオン逆輸送体 MATE1, MATE2-K	リチウム	ロキソプロフェン

問2 炭酸水素ナトリウムの併用によって,キニジンの血中濃度が上昇する原因として最も適切なのはどれか.
1 消化管吸収の阻害
2 肝代謝酵素の阻害
3 胆汁排泄の促進
4 腎尿細管分泌の促進
5 腎尿細管再吸収の促進

問3 17歳男性.病的骨折を起こして精査のなかで左脛骨骨肉腫と診断された.左膝関節離断術の後,翌月からメトトレキサート12 g/m²/日,ドキソルビシン30 mg/m²/日,シスプラチン120 mg/m²/日による術後化学療法が開始された(全投与期間16週間,9コースからなるMAP法).入院時の検査値,持参した一般

用医薬品は以下の通りであった.

(入院時の検査値)

白血球数 5,300/μL, 好中球数 3,000/μL, Hb 12.1g/dL, 血小板数 251×10^3/μL, AST 21 IU/L, ALT 22 IU/L, 血清クレアチニン値 0.82 mg/dL, eGFR 107 mL/min/1.73 m^2

(入院時に持参した一般用医薬品)

ファモチジン錠, ロキソプロフェン錠, ポビドンヨードうがい薬, 酸化マグネシウム錠

この患者において, 術後化学療法の施行中も, 持参した一般用医薬品の服用を継続した場合, 発現する可能性が最も高い薬物間相互作用はどれか.

1 ドキソルビシンが, UGT1A1 を介したメトトレキサートのポリグルタミン酸化を阻害する.
2 ファモチジンが, ジヒドロ葉酸還元酵素を介したメトトレキサートの代謝を阻害する.
3 シスプラチンが, 尿細管における有機カチオントランスポーターOCT2 を介したメトトレキサートの再吸収を阻害する.
4 酸化マグネシウムが, P-糖タンパク質を介したメトトレキサートの腸肝循環を阻害する.
5 ロキソプロフェンが, 尿細管における有機アニオントランスポーターOAT3 を介したメトトレキサートの分泌を阻害する.

問4 問3の患者に対して, 第1週目 (1コース目) のメトトレキサートを6時間単独静脈内投与することになった. 医療チーム内で薬剤師が確認する事項として, 適切でないのはどれか.

1 メトトレキサート初回投与翌日より葉酸錠の内服を開始すること.
2 メトトレキサート初回投与終了後よりホリナートカルシウ

ム注を静注すること.
3 メトトレキサート投与前日よりアセタゾラミド錠を内服していること.
4 メトトレキサート投与翌日より24時間おきに3日間治療薬物モニタリング（TDM）を実施すること.
5 メトトレキサート投与前日より持参したロキソプロフェン錠を使用中止すること.

問5 薬物Aの血中濃度が薬物Bの併用によって上昇する組合せはどれか.

	薬物A	薬物B
1	シンバスタチン	エリスロマイシン
2	トリアゾラム	リファンピシン
3	プラバスタチン	コレスチラミン
4	プロカインアミド	シメチジン
5	ワルファリン	アスピリン

演習問題　解答編

〔第 1 章　膜透過と吸収〕
1-1　生体膜透過
問 1（1-1）

1　×　リン脂質の親水性部分は二重層の外側に，疎水性部分は内側に配向している．

2　○　ジペプチドやトリペプチドの小腸上皮細胞への吸収は，H^+ の電気化学ポテンシャル差を駆動力とするペプチドトランスポーターによる．

3　×　Na^+/K^+-ATPase は ATP の加水分解エネルギーにより輸送する一次性能動輸送担体である．

4　○　一次性能動輸送担体とは，ATP の加水分解により得られたエネルギーを直接，駆動力として輸送する輸送担体のことである．一方，二次性能動輸送担体は，Na^+/K^+-ATPase によって形成された Na^+ や H^+ などのイオン電気化学ポテンシャル差を駆動力として輸送するものである．P-糖タンパク質は ATP 加水分解エネルギーを直接利用する排出輸送担体なので，一次性能動輸送担体である．

5　×　P-糖タンパク質は脳毛細血管内皮細胞の血管腔側膜に発現していて，薬物を血液側へ排出するはたらきをしている．

6　×　P-糖タンパク質は基質認識特異性が低いのでいろいろな薬物を輸送する．このため，P-糖タンパク質の阻害を介した薬物間相互作用が報告されている．

7　○　エンド（endo）とは内側，エキソ（exo）とは外側を意味する．

8　×　イオン形と非イオン形の比は，Henderson-Hasselbälch の式で

		計算することができる.
9	×	Fick の法則では, 透過速度は濃度勾配に比例する.
10	○	セファレキシンなどの β-ラクタム系抗生物質は, ペプチドトランスポーター (PEPT1) により小腸粘膜を透過する.
11	×	PEPT1 は小腸上皮細胞の管腔側膜だけでなく, 腎臓の尿細管上皮細胞の管腔膜側にも発現している.
12	○	脳毛細血管の単純拡散に従った薬物透過の性質を示したものである.
13	×	薬物の分子量が小さいほど拡散速度は速い.
14	○	記述の通りである.
15	×	水溶性が高いものは, 疎水性を示す生体膜を透過できない.

問 2 (1-1)（第 102 回薬剤師国家試験 問 42 参照）

解答：1

P-糖タンパク質および乳がん耐性タンパク質 (BCRP) は薬物を細胞内から細胞外に排出する一次性能動輸送担体である. Na^+/グルコース共輸送体および Na^+/H^+ 交換輸送体は二次性能動輸送担体である.

問 3 (1-1)（第 99 回薬剤師国家試験 問 166 参照）

解答：1, 3

1	○	促進拡散および能動輸送は, 輸送担体介在性輸送であり, 特徴として飽和性を示す.
2	×	単純拡散および促進拡散はエネルギーを必要としない受動輸送である.
3	○	記述の通りである.
4	×	促進拡散は, 輸送担体介在性輸送である.
5	×	輸送担体介在性輸送である促進拡散および能動輸送は, 構造類似体の共存の影響を受ける.

演習問題 解答編

問 4（1-1）（第 100 回薬剤師国家試験 問 41 参照）
解答：3
分子形分率が上昇し，吸収が増大する．

問 5（1-1）
解答：4
1 × ペプチドトランスポーター（PEPT1）は H^+ 電気化学ポテンシャル差を駆動力として基質となる β-ラクタム系抗生物質を輸送する．
2 × 輸送速度は Michaelis-Menten 式であらわされる．
3 × LAT1 はアミノ酸交換輸送担体であり，細胞内にあるアミノ酸を細胞外に排出されるエネルギーを用いて，L-DOPA を輸送する．
4 ○ 輸送担体介在性輸送は，構造類似体の共存の影響を受ける．
5 × グルコースを輸送する．

1-2 消化管吸収

問 1（1-2）
1 ○ 記述の通りである．
2 × 経口投与された薬物はおもに小腸で吸収される．
3 ○ 記述の通りである．
4 × 小腸粘膜を構成する上皮細胞は微絨毛構造をとり，薬物の吸収は小腸粘膜のほうが顕著に大きい．
5 × 薬物の分子量が小さいほど，非撹拌水層における拡散速度は速い．
6 ○ 記述の通りである．
7 ○ 記述の通りである．
8 × 高脂肪食の摂取により胆汁酸の分泌が促進され，メナテトレノンの可溶化率が上昇し吸収が増大する．

9 × フェニトインは食事により可溶化率が上昇し,吸収速度は上昇する.
10 ○ 記述の通りである.

問2 (1-2) (第102回薬剤師国家試験 問165参照)
解答:1, 3
1 ○ 胆汁酸の分泌が起こり吸収量が増大する.
2 × エチドロン酸ナトリウムは,カルシウムなどとの不溶性のキレート形成により吸収量が低下する.空腹時に服用する薬物の1つ.
3 ○ 食物摂取は胃内容排出速度(GER)を減少させ,吸収速度の低下を引き起こす.
4 × 胆汁酸の分泌が起こり吸収量が増大する.
5 × リボフラビンは十二指腸に局在する輸送担体(トランスポーター)を介して吸収されるため,食物摂取はGERを減少させ,トランスポーターの飽和を回避でき吸収が増大する.

問3 (1-2)
解答:2, 4
1 × イミプラミンには抗コリン作用があるので胃内容排出速度(GER)を低下させる.よって,併用薬物の吸収速度は低下する.
2 ○ プロパンテリンは抗コリン薬なのでGERを低下させる.よって,アセトアミノフェンの吸収速度は低下する.
3 × 食後は消化管の血流量が増加し,プロプラノロールなど,吸収性のよい薬物は消化管での吸収量が増える.このため,食前に比べて吸収量が増加する.
4 ○ 食物摂取はGERを減少させ,吸収速度の低下を引き起こす.
5 × モサプリドはGERを増大させ,吸収速度の上昇を引き起こす.

問 4 (1-2)

解答：1, 3

1 ○ フェニトインやグリセオフルビンなどの脂溶性薬物は食後投与すると，胆汁酸の分泌により可溶化が促進され吸収が増大する．
2 × 脂溶性薬物の消化管吸収は食事の影響を受けやすい．胆汁中の胆汁酸により溶解性が増大するため吸収がよくなる．
3 ○ グリセオフルビンは水に対して難溶性の薬物である．高脂肪食の摂取により胆汁酸の分泌を促進する．それによりグリセオフルビンの溶解が促進して吸収量が増大する．
4 × リボフラビンは小腸上部（十二指腸）から吸収される薬物である．食前に大量投与すると速やかに小腸に達して輸送担体が飽和して吸収率が低下する．食後の服用の場合，胃内容排出速度が低下し，吸収部位の輸送担体の飽和を回避し，吸収率は食前投与に比べて増加する．
5 × メナテトレノンもグリセオフルビンと同様，水に対して難溶性の薬物である．食後投与すると，胆汁酸の分泌により可溶化が促進され吸収が増大する．

問 5 (1-2)

解答：3, 4

1 × 固体分散体にすることにより溶解速度が増大し，吸収速度が増大する．
2 × コレスチラミンは陰イオン交換樹脂である．ワルファリンはコレスチラミンとイオン結合により，複合体を形成し，不溶化する．
3 ○ 記述の通りである．
4 ○ 記述の通りである．
5 × プラバスタチンは，酸性薬物であり，コレスチラミンと複合体

を形成し，不溶化する．

問 6 (1-2)

解答：1, 2, 5

1 ○ 記述の通りである．
2 ○ 記述の通りである．
3 × 無水和物のほうが，溶解速度が大きくなる．
4 × 準安定形ほど溶解速度が大きい．
5 ○ 準安定形ほど溶解速度が大きい．

問 7 (1-2) （第 108 回薬剤師国家試験　問 168 参照）

解答：4

1 × 直腸下部から吸収された薬物に関する説明．
2 × P-糖タンパク質による排泄により，吸収速度定数は低い値を示す．
3 × 食後，胃内容排出速度（GER）が低下し，最高血中濃度到達時間は遅くなる．
4 ○ 記述の通りである．
5 × 小腸上皮細胞表面に存在する非撹拌水層の pH は低く保たれている．予想よりも酸性薬物の分子形分率が高くなり，吸収量は大きい値を示す．

問 8 (1-2)

解答：1, 2

1 ○ 記述の通りである．
2 ○ 記述の通りである．
3 × 膜透過過程の飽和ではなく，細胞表面における拡散過程が律速となるため．
4 × 取り込み輸送担体ではなく，排出輸送担体が関与している．

5 × 取り込み輸送担体が関与する輸送である．排出輸送担体は関与しない．

問9（1-2）（第103回薬剤師国家試験　問267参照）
解答：4
食物摂取は胃内容排出速度（GER）を減少させ，吸収速度の低下，遅延を引き起こす．このため，最高血中濃度到達時間は延長し，最高血中濃度は低下する．

問10（1-2）
解答：2，5
1 × 吸収量は，ほぼ同じ．
2 ○ 記述の通りである．
3 × Bの濃度が低いのは，溶解速度が遅く，消化管からの吸収が速いため．
4 × Aの吸収は，膜透過が遅い．溶解した濃度が高くても，吸収率は，Bと同じ程度である．
5 ○ 記述の通りである．Aは溶解速度に比べて膜透過速度が低いため，吸収における律速は膜透過過程である．

1-3　その他の吸収
問1（1-3）
1 × 経口投与された薬物は門脈を通り肝臓を経てから全身循環血に入るため，非経口投与経路（口腔内，鼻粘膜，肺粘膜）のほうが速やかに全身循環血に到達する．
2 × 直腸では全身作用を目的とした投与も行われる．
3 × ニトログリセリンは狭心症発作治療薬で，舌下錠や貼付剤がある．
4 × 坐剤の直腸下部からの吸収は肝初回通過効果を受けず，全身作

用が期待できる.

5 ○ 直腸下部からの吸収は,門脈ではなく下大静脈に移行する.肝初回通過効果を回避でき,バイオアベイラビリティが向上する.
6 ○ 記述の通りである.
7 ○ 薬物を肺胞から吸収させるためには,0.5〜1 μm の粒子が望ましい.1 μm 以上の粒子は,気管や気管支に沈着し,0.5 μm 以下の粒子は呼気中に排出される.
8 ○ 記述の通りである.
9 × 直腸下部から吸収された薬物は肝初回通過効果を受けないが,直腸上部から吸収された薬物は肝初回通過効果を受ける.
10 × 肺胞の血管は,気相と薄い上皮細胞のみで隔てられているため吸収は良好である.
11 ○ 記述の通りである.
12 × プロプラノロールは肝初回通過効果を受けるため,経口投与のバイオアベイラビリティは著しく低下する.
13 ○ 記述の通りである.
14 × 口腔粘膜から吸収された薬物は,肝臓を通らずに循環血中に到達する.
15 × 肝初回通過効果が大きいほど(肝臓で代謝されやすいほど),バイオアベイラビリティは小さくなる.
16 × 経口投与したときは肝初回通過効果を受けるので,バイオアベイラビリティは舌下投与したときより小さくなる.
17 ○ 記述の通りである.
18 ○ 記述の通りである.
19 × 徐放化しても,肝初回通過効果を回避することはできない.
20 × ニトログリセリンや硝酸イソソルビドの経皮吸収製剤は,狭心症の発作の予防を目的として用いられる.

問 2 (1-3)

解答:1, 3

1 ○ 角質層は物質の生体内への侵入に対するバリアーの役割を果たしている.
2 × 汗腺や毛穴などの付属器官では,薬物の拡散係数は大きいが,有効面積が小さいので薬物の経皮吸収への寄与は少ない.
3 ○ 皮膚を透過した薬物は直接循環血中に入るため肝初回通過効果を回避できる.
4 × 薬物の経皮吸収は一般に単純拡散であり,pH 分配仮説に従う.
5 × 皮膚組織にも加水分解酵素などの代謝酵素が存在し,薬物のプロドラッグ化は有効とされている.

問 3 (1-3)

解答:1, 3, 5

1 ○ 直腸下部から吸収された薬物は,肝初回通過効果を免れる.
2 × 直腸粘膜からの薬物の吸収は pH 分配仮説に従うので,非イオン形薬物が吸収されやすい. したがって酸性薬物は pK_a が小さい(酸解離定数:K_a が大きい)ほど吸収されにくい.
3 ○ カプリン酸ナトリウムは中鎖脂肪酸で,抗生物質の生体膜透過を促進する作用がある.
4 × 直腸下部では分子量 500 以上の薬物の吸収は困難である.
5 ○ 直腸から速やかに吸収され,循環血に流入するので比較的速い作用発現が期待される.

問 4 (1-3)

解答:1, 3

1 ○ 小腸絨毛上皮細胞の厚さ 40 μm と比べると,肺胞の上皮細胞層の厚さは 0.5〜1 μm と薄い. 高分子薬物に対するバリアー能は低い.

2 × 薬物が肺胞に到達するための最適粒子径は 0.5〜1 μm である．1 μm 以上の粒子は気管，気管支に沈着し，0.5 μm 以下の粒子は呼気中に排出される．
3 ○ 特に粒子径が 0.5〜1 μm の粒子は肺胞に到達し，直接，取り込まれることがある．このとき，肺の損傷を起こすことがある．
4 × 肺からの薬物吸収機構は一般に単純拡散である．ただし，例外として，担体輸送されるものもある．
5 × エアゾール剤のほかに，ドライパウダー式の吸入剤がある．

問 5 (1-3)

解答：1, 2
1 ○ 鼻粘膜を透過した薬物は直接循環血に入るので，肝初回通過効果を受けない．
2 ○ デスモプレシンはバソプレシンの誘導体である．中分子のペプチド性医薬品も鼻粘膜から吸収される．
3 × 鼻粘膜からの薬物吸収機構は一般に単純拡散であり，pH 分配仮説に従う．
4 × ほかに，全身作用を目的とした点鼻剤，エアゾール剤がある．
5 × プロプラノロールは，肝初回通過効果を受けるため，経口投与のバイオアベイラビリティは著しく低下する．

問 6 (1-3)

解答：1, 5
1 ○ 舌下錠は舌の下で速やかに崩壊，吸収されて薬理効果を発揮する．ニトログリセリンは狭心症発作治療を目的とした全身作用薬である．
2 × 口腔粘膜を介した薬物吸収は，一般に単純拡散である．しかし，チアミンやアスコルビン酸など能動輸送されるものもあ

3 × 口腔内崩壊錠は，口腔内で唾液や少量の水で崩壊することにより飲み込みやすくした製剤である．嚥下困難な高齢者や小児のためにつくられた製剤で，薬物は口腔粘膜ではなく消化管から吸収される．
4 × バッカル錠は，歯と歯茎の間に挟み，唾液により徐々に薬物を溶解させて，口腔粘膜から吸収させる錠剤で，全身作用を期待している．嚙んだり飲み込んだりしてはいけない．
5 ○ 記述の通りである．

問7（1-3）

解答：1, 2

1 ○ 薬物を筋肉内または皮下に投与した場合，分子量が5,000以下の薬物は血管系へ移行し，分子量が5,000以上の高分子薬物は毛細血管壁を透過できないため，リンパ管系へ移行する．
2 ○ リュープロレリン注射剤はDDSの放出制御型製剤で，皮下投与後，マイクロカプセル（乳酸・グリコール酸共重合体カプセル）が徐々に溶解しリュープロレリンが4週にわたって少しずつ溶け出す．前立腺がんや閉経前乳がんなどに適用される．
3 × 高分子医薬品は毛細血管の間隙を透過しにくいため，皮下投与されたG-CSFはリンパ経路を通って循環血液中へ移行する．したがって，静脈内投与に比べ，皮下投与のほうがG-CSFの血漿中滞留性が高くなる．
4 × 注射剤の吸収率は，ほかの経路に比較して良好であり，速効性が期待できる．
5 × 皮下に比べて筋肉のほうが毛細血管の密度が高く，薬物の循環血中への移行が速い．

問 8 (1-3)

解答：2, 4

1 × 製剤の剤形などの変更をした場合は，新薬の扱いになるので生物学的同等性の評価を行う．
2 ○ ほかに消化管内で不安定な薬物，血中濃度を速やかに上げたい薬物などもバイオアベイラビリティの測定をしたほうがよい．
3 × 量的バイオアベイラビリティの値も判定に用いる．
4 ○ 記述の通りである．
5 × 医薬品の徐放化は，薬効作用の持続を目的として行われる．肝初回通過効果の回避が目的ではない．

問 9 (1-3)

解答：1, 7

問 10 (1-3)

解答：小腸および肝臓

小腸上皮細胞および肝細胞は薬物代謝に関わる酵素（CYP3A4 など）を多く含んでいる．

1-4 吸収における相互作用

問 1 (1-4)

1 ○ 記述の通りである．
2 ○ 記述の通りである．
3 ○ 記述の通りである．
4 × 高脂肪食により胆汁の分泌が促進され，グリセオフルビンは胆汁酸により可溶化され，吸収は増大する．
5 × シクロスポリンにより免疫が抑制され，感染するおそれがある．
6 × 陰イオン交換樹脂であるコレスチラミンなどが，酸性薬物とイ

オン結合する.
7 × グレープフルーツジュースは,小腸 CYP3A4 を阻害する.これにより,ジヒドロピリジン系カルシウムチャネル遮断薬の消化管代謝が抑えられ,バイオアベイラビリティが増大する.
8 ○ 記述の通りである.
9 × 口腔内崩壊錠は,唾液のみで崩壊するため,水を服用しなくても服用可能な剤形である.
10 × シメチジンによる CYP3A4 の代謝阻害により,トリアゾラムのバイオアベイラビリティが増大し,血中濃度の上昇が引き起こされる.
11 × 準安定形の結晶多形のほうが溶解速度が大きい.
12 × ニューキノロン系抗生物質やテトラサイクリンなどは,アルミニウム含有制酸剤との併用によりキレート形成による吸収低下が起こる.
13 ○ 薬物による胃内 pH の上昇により,塩基性薬物のエルロチニブが不溶化し,吸収の阻害が生じる.
14 ○ 記述の通りである.高脂肪食により胆汁の分泌が促進され,インドメタシンファルネシルは胆汁酸により可溶化され,吸収が増大する.
15 × メトクロプラミドは胃内容排出速度を増加する薬物である.吸収速度は上昇する.
16 ○ 記述の通りである.
17 × ワルファリンの薬効に影響を及ぼす成分は大豆イソフラボンに含まれるビタミン K であり,ワルファリンの薬効を減弱させる.
18 ○ 記述の通りである.
19 × 高脂肪食により胆汁の分泌が促進され,メナテトレノンは胆汁酸により可溶化され,吸収は増大する.
20 ○ 記述の通りである.

問 2 (1-4)

解答：2, 3

1 × シクラシリンにキレート形成の報告はない．テトラサイクリンやニューキノロン系などの抗菌薬とマグネシウムイオンとのキレート形成をする．
2 ○ 記述の通りである．
3 ○ 記述の通りである．
4 × 固体分散体は溶解性を改善するための剤形である．
5 × コレスチラミンなど陰イオン交換樹脂との相互作用の場合，吸収の低下が引き起こされる．

問 3 (1-4)

解答：2, 5

1 × コレスチラミンの吸着により，吸収は低下する．
2 ○ 記述の通りである．
3 × イトラコナゾールによる CYP3A4 の代謝阻害により，トリアゾラムの血中濃度が上昇する．
4 × 準安定形のほうが，溶解速度が大きい．
5 ○ 記述の通りである．

問 4 (1-4)

解答：1, 2

1 ○ 記述の通りである．
2 ○ 記述の通りである．
3 × 無水アンピシリンは溶解速度が大きく，吸収が増大する．
4 × テトラサイクリンやニューキノロン系などの抗菌薬に関する説明．
5 × セファレキシンにはこのような性質はない．セフジニルは鉄剤と複合体を形成し不溶化する抗菌薬の1つである．

演習問題 解答編

問 5（1-4）（第 99 回薬剤師国家試験 問 167 参照）

解答：3，5

1 × 高脂肪食により胆汁の分泌が促進され，インドメタシンファルネシルは胆汁酸により可溶化され，吸収は増大する．
2 × リファンピシンにより小腸上皮細胞の P-糖タンパク質が発現誘導され，ジゴキシンの吸収量が低下する．
3 ○ 記述の通りである．リボフラビンは十二指腸に局在するトランスポーターを介して吸収されるため，抗コリン薬，プロパンテリンは胃内容排出速度を減少させ，トランスポーターの飽和を回避でき吸収量が増大する．
4 × セファレキシンは H^+ とのペプチドトランスポーター（PEPT1）を介して吸収される．
5 ○ 記述の通りである．

問 6（1-4）

解答：1，3

1 ○ 記述の通りである．
2 × 吸収速度が上昇する．
3 ○ 記述の通りである．
4 × セントジョーンズワートが CYP3A4 や P-糖タンパク質を誘導する．
5 × ブロッコリーには，そのような効果はない．ブロッコリーに含まれるビタミン K がワルファリンの薬効を減弱させる．

問 7（1-4）

解答：2，4

1 × 吸収速度を低下させる．
2 ○ 記述の通りである．
3 × 吸収は増大する．

4 ○ 記述の通りである（第3章の代謝の内容を含む）．
5 × テトラサイクリンやノルフロキサシンなどを牛乳と一緒に服用するとキレート形成により吸収阻害が起こる．

問 8 （1-4）

解答：1, 5

1 ○ 記述の通りである（第3章の代謝の内容を含む）．
2 × プロパンテリンは吸収速度を低下させる．
3 × 高脂肪食により増大する．
4 × テトラサイクリンやノルフロキサシンなどに関する説明．
5 ○ 記述の通りである．

問 9 （1-4）

解答：2, 4

Ca, Mg, Al, Fe 含有の食品および医薬品との併用により，吸収阻害が起こる．

問 10 （1-4）

解答：2, 5

コレスチラミンは酸性薬物を吸着し，吸収阻害を引き起こす．

問 11 （1-4）

解答：2, 5

Ca, Mg, Al, Fe 含有の食品および医薬品との併用により，吸収阻害が起こる．

問 12 （1-4）

解答：1, 3

納豆に含まれるビタミン K がワルファリンの薬効を減弱させる．コレ

スチラミンは酸性薬物，ワルファリンを吸着し，吸収阻害を引き起こす．

問 13（1-4）（第 104 回薬剤師国家試験　問 269 参照）
解答：5
食事により胆汁の分泌が促進され，イコサペント酸エチルは胆汁酸により可溶化され，吸収は増大する．

問 14（1-4）（第 102 回薬剤師国家試験　問 272 参照）
解答：3，5
ニューキノロン系抗生物質やテトラサイクリンなどは，アルミニウム含有制酸剤との併用によりキレート形成による吸収低下が起こる．この相互作用を回避するために，両者の服用タイミングを 2〜3 時間以上ずらす．

問 15（1-4）（第 105 回薬剤師国家試験　問 266 参照）
解答：2
薬物による胃内 pH の上昇により，塩基性薬物のエルロチニブが不溶化し，吸収阻害が生じる．

〔**第 2 章　分　布**〕
2-1　薬物の組織への移行と分布
問 1（2-1）
1　×　一般に，脂溶性の高い薬物ほど組織移行性が高く，分布容積は大きい．
2　×　皮膚，筋肉，脂肪などの組織では，組織単位質量あたりの血流量が小さいため，一般に血液から組織への薬物移行が遅い．
3　○　記述の通りである．
4　×　一般に血漿タンパク結合が大きいほど組織移行性が低く，分布

容積は小さい.
5 ○ 記述の通りである.
6 ○ 記述の通りである.
7 × 新生児, 乳児, 小児は成人に比べて相対的に体内水分量が多いため, 細胞外液に分布する水溶性薬物の体重あたりの分布容積は大きい.
8 × 高齢者は体脂肪率が増加しやすくなるため脂溶性薬物の体重あたりの分布容積は大きくなり, 薬物は体内に蓄積しやすくなる.
9 ○ アンチピリンは細胞膜の透過性が高いので, 全体液中に均一に分布するため, 分布容積は全体液量にほぼ等しい.
10 × イミプラミンは組織結合性が高いため, 体液量よりも大きな分布容積を示す.

問 2 (2-1)

解答:1

$$\text{分布容積} = \frac{\text{体内薬物量}}{\text{血漿中濃度}} = \frac{C_p \times V_p + C_t \times V_t}{C_p} = V_p + \frac{C_t}{C_p} \times V_t$$

問 3 (2-1)

解答:3

薬物の組織分布が平衡状態にあるとき, 血漿中と組織中の非結合形濃度 (全濃度×非結合形分率) が等しくなるので, 次式が成立する.

$$\text{分布容積} = \frac{\text{体内薬物量}}{\text{血漿中濃度}} = \frac{C_p \times V_p + C_t \times V_t}{C_p} = V_p + \frac{C_t}{C_p} \times V_t = V_p + \frac{f_p}{f_t} \times V_t$$

問 4 (2-1)

解答:1, 3

分布容積は「血漿容積 + 血漿中非結合形分率 / 組織中非結合形分率 ×

組織容積」とあらわされる．よって選択肢のなかで分布容積の変動に関係あるものは1の血漿容積と3のタンパク結合率である．

問 5 (2-1)
解答：3, 5
1　×　分布容積が大きい薬物の特徴として，分子量が小さく脂溶性が高いほど単純拡散により生体膜を透過し組織へ移行しやすい．
2　×　記述の薬物は，分布容積が血漿容積とほぼ等しくなる．
3　○　記述の通りである．
4　×　記述の薬物は，分布容積が体液量とほぼ等しくなる．
5　○　記述の通りである．

問 6 (2-1)
解答：2, 3
1　×　脂肪は単位時間・単位臓器質量あたりの組織血流量が小さい．
2　○　記述の通りである．
3　○　記述の通りである．
4　×　筋肉は単位時間・単位臓器質量あたりの組織血流量が小さい．
5　×　皮膚は単位時間・単位臓器質量あたりの組織血流量が小さい．

問 7 (2-1)
解答：4, 5
1　×　分布容積は，体内薬物量を血漿中薬物濃度で除することで得られる．
2　×　分布容積の最小値は，血漿容積である．
3　×　血漿タンパク結合の変動が分布容積に及ぼす影響は，組織結合性が大きい薬物ほど顕著である．
4　○　記述の通りである．
5　○　記述の通りである．

問 8（2-1）

解答：1, 3

1 ○ 記述の通りである．アミオダロンの分布容積は，約 100 L/kg である．
2 × インドシアニングリーンの分布容積は血漿容積とほぼ等しい．
3 ○ 記述の通りである．
4 × ワルファリンは血漿アルブミンに強く結合するため，その分布容積は血漿容積とほぼ等しい．
5 × チオペンタールは生体膜透過性が高く組織結合性が強いため，その分布容積は全体液量より大きい．

問 9（2-1）

解答：1, 4

1 ○ 血漿容積は血漿の実容積であるため，ジゴキシンを投与されている患者が肝硬変を発症した場合でもほとんど変化しない．
2, 3 × 肝硬変時には血漿アルブミン量が減少するので，血漿タンパク非結合率が増加するため，分布容積は増加する．
4 ○ 記述の通りである．
5 × 組織容積は組織の実容積であるため，ジゴキシンを投与されている患者が肝硬変を発症した場合でもほとんど変化しない．

2-2 タンパク結合

問 1（2-2）

1 ○ スキャッチャード（Scatchard）プロットは，結合定数やタンパク質 1 分子あたりの薬物結合部位数を求める際に用いられる直線化プロットの 1 つである．ほかに両逆数プロットなどがある．
2 × 平衡透析法は血漿タンパク質に結合していない非結合形薬物を対象とする．
3 × α_1-酸性糖タンパク質は，おもに塩基性薬物と強く結合する．

演習問題　解答編

4　×　タンパク結合は極めて速い可逆反応である．タンパク結合は平衡状態において測定している．
5　×　血漿タンパク結合が低い薬物ほど，分布容積は大きくなる．
6　○　アルブミンは血漿タンパク質のなかで最も量が多い．健常人における濃度は，4〜5（w/v%）を示す．
7　○　イブプロフェンも血漿アルブミン分子上のサイトⅡに結合する．
8　○　記述の通りである．
9　×　血漿タンパク結合の結合定数が大きい薬物は，ある用量を超えると急激に血漿中の遊離形薬物の割合が大きくなる．タンパク結合は，飽和性を示す．
10　×　タンパク結合において競合阻害が生じると，結合定数 K は低下するが，結合部位数 n は変化しない．Langmuir 式は結合定数やタンパク質1分子あたりの薬物結合の部位数から成り立つ式である．スキャッチャード（Scatchard）プロットや両逆数プロットなどの直線化プロットの基本になる式である．

問2（2-2）

解答：3，4

1　×　イブプロフェンは酸性薬物でアルブミンと結合しやすく，アルブミン分子のサイトⅡに結合する．
2　×　ジゴキシンはアルブミン分子のサイトⅢに結合する．
3，4　○　アルブミン分子のサイトⅠに結合する．
5　×　ジアゼパムは塩基性薬物であるが，アルブミン分子のサイトⅡに結合する．

問3（2-2）

解答：1，4

1，4　○　ジソピラミドやプロプラノロールのような塩基性薬物は

$α_1$-酸性糖タンパク質と結合しやすい．
2 × イブプロフェンは酸性薬物でアルブミンと結合しやすく，アルブミン分子のサイトⅡに結合する．
3, 5 × グリベンクラミド，ワルファリンは酸性薬物でアルブミンと結合しやすく，アルブミン分子のサイトⅠに結合する．

問4 (2-2)（第108回薬剤師国家試験 問169参照）
解答：4, 5
1 × 血漿タンパク質と薬物の結合は極めて速い可逆反応である．
2 × アルブミンは血漿タンパク質のなかで最も量が多い．健常人における濃度は，4〜5 (w/v%) を示す．
3 × $α_1$-酸性糖タンパク質は，おもに塩基性薬物と強く結合する．酸性薬物と結合するのは，アルブミンである．
4 ○ アルブミンは肝臓において合成される．肝硬変になると血漿アルブミン濃度が低下し，薬物の非結合形の割合が増加する．
5 ○ 血漿タンパク質の結合に競合阻害が起こり，非結合形の割合が増加する．組織に分布しうる非結合形薬物が増加する．

問5 (2-2)

解答：1, 4
1 ○ 記述の通りである．
2 × 結合部位数はx軸切片であり，1.0を示す．
3 × 結合定数Kは，傾きの絶対値であり，100 $μM^{-1}$と計算される．
4 ○ 記述の通りである．タンパク結合において競合阻害が生じると，結合定数Kは低下するが，結合部位数nは変化しない．
5 × 結合定数の異なる結合部位が存在すると，スキャッチャードプロットが二相性を示し，曲がってくる．

演習問題　解答編　　*235*

問 6（2-2）（第 104 回薬剤師国家試験　問 165 参照）

解答：2.5 L/mmol

平衡前後の袋内の薬物濃度は

平衡前，　外液：0.6 mmol/L，　　袋内：0

平衡後，　外液：0.2 mmol/L，　　袋内：0.4 mmol/L

非結合形薬物濃度は，0.2 mmol/L で外液と袋内液の濃度は等しい．これより，結合した薬物濃度 C_b は　0.4 − 0.2 = 0.2 mmol/L

ここで，全結合部位濃度は結合数と全アルブミン濃度をかけたものである．非結合形のアルブミン結合部位濃度 P_f は平衡の前後で，

平衡前，　1 × 0.6 = 0.6

平衡後，　0.6 − 0.2 = 0.4　となる．

これより，

C_f：0.2 mmol/L

P_f：0.4 mmol/L

C_b：0.2 mmol/L

$$K = \frac{[C_b]}{[C_f][P_f]} = \frac{0.2 \text{ mmol/L}}{0.2 \text{ mmol/L} \times 0.4 \text{ mmol/L}} = 2.5 \text{ L/mmol}$$

問 7（2-2）（第 102 回薬剤師国家試験　問 166 参照）

解答：6

Scatchard プロットにおいて，結合部位数 n は x 軸切片，結合定数 K は傾きの絶対値である．この薬物の結合部位数は 2，結合定数 K は 10 μM^{-1} を示す．タンパク結合において競合阻害が生じると，結合定数は低下するが，結合部位数は変化しない．

問 8（2-2）

解答：1，3，5

1　○　記述の通りである．解離定数は，結合定数の逆数である．解離定数が小さいとは，結合定数が大きいことを意味する．

2 × フロセミドとワルファリンは，アルブミン分子のサイトⅠに結合する．ワルファリンの血漿タンパク結合を競合的に阻害する．
3 ○ 記述の通りである．
4 × 血漿タンパク結合の競合阻害が生じると，結合定数 K は低下するが，結合部位数 n は変化しない．
5 ○ インドメタシンは，ワルファリン同様，アルブミン分子のサイトⅠに結合し，ワルファリンの結合を阻害し，非結合形ワルファリンを増加させ，薬理作用を増強する．

問9（2-2）（第99回薬剤師国家試験　問168参照）
解答：125 $(\mu mol/L)^{-1}$
横軸に薬物の非結合形濃度の逆数，縦軸にタンパク質1分子あたりの結合形薬物分子数の逆数をとる両逆数プロットは，横軸との切片は結合定数，縦軸との切片の逆数はタンパク質1分子あたりの薬物の結合部位数を示す．これより，結合定数は125 $(\mu mol/L)^{-1}$ と求められる．

問10（2-2）（第99回薬剤師国家試験　問42参照）
解答：2
Henderson-Hasselbälch 式：電解質における pH と H^+ の解離・非解離の関係式．
Augsberger 式：体表面積に基づいた，小児における投与量を算出する式．
Arrhenius 式：反応における頻度因子および活性化エネルギーを求める際に用いられる式．
Cockcroft-Gault 式：性別，年齢，体重，血漿中クレアチニン濃度からクレアチニンクリアランスを算出する式．

2-3 脳・胎児・母乳への移行

問1（2-3）（第98回薬剤師国家試験　問168参照）

解答：3，5

1 × 血液脳関門の実態は，脳毛細血管内皮細胞である．
2 × 分子量が小さい薬物は血液脳関門を通過しやすい．
3 ○ レボドパはアミノ酸輸送系を介して脳へ輸送される．
4 × 単純拡散の場合，脳への移行性は脂溶性が高いほど大きくなる．
5 ○ P-糖タンパク質は排出方向の輸送担体（トランスポーター）である．脳では脳毛細血管内皮細胞に発現し，ドキソルビシンなどの薬物を脳内から血液側へ排出している．

問2（2-3）（第104回薬剤師国家試験　問164参照）

解答：1，2

1 ○ 記述の通りである．
2 ○ 薬物の血漿中非結合形分率が増大すると，脳内移行性が増すので，血漿中薬物濃度は減少し，脳内薬物濃度が増大する．したがって，血漿中薬物濃度に対する脳内薬物濃度の比は上昇する．
3 × 血漿と脳組織間で薬物分布が平衡状態にあるので，血漿中非結合形濃度と脳内非結合形濃度は等しい．
4 × P-糖タンパク質MDR1は脳内の基質となる薬物を血漿中に排出するので，脳内非結合形濃度は減少し，血漿中非結合形濃度は上昇する．したがって，血漿中非結合形濃度に対する脳内非結合形濃度は低下する．
5 × レボドパがLAT1を介して脳内へ移行する．

問3（2-3）（第99回薬剤師国家試験　問70参照）

解答：4

ドパミン D2 受容体を刺激すると，下垂体前葉からのプロラクチン（乳汁分泌ホルモン）分泌が抑制される．選択肢中，ドパミン D2 受容体刺激薬はブロモクリプチンで，パーキンソン症候群や乳汁漏出症に用いられる．

問 4（2-3）（第 103 回薬剤師国家試験　問 195 参照）
解答：3
1　×　乳汁は，血漿より酸性＝pH が低い
2　×　相対的乳児摂取量は，乳児の薬物摂取量（mg/kg/ 日）÷ 母親の薬物摂取量（mg/kg/）×100
3　○　記述の通りである．
4　×　ブロモクリプチンは母乳中へ移行はしない．乳汁分泌を抑制することが知られており授乳中の場合，投与を避ける．
5　×　やむをえず投与する場合は授乳を中止する．タイミングの工夫での対応はできない．

問 5（2-3）（第 106 回薬剤師国家試験　問 268, 269 参照）
解答：1
1 回の授乳で 200 mL 飲むので，このとき幼児が摂取するのは $9.0 \times 1.4 \times 200\ \mu g = 1.8 \times 1.4$ mg．一方，幼児へのアセトアミノフェンの用法・用量は 9 kg であれば最低用量が $10 \times 9 = 90$ mg．したがって，$1.8 \times 1.4 \div 90 ≒ 0.028$．つまり，2.8%

問 6（2-3）（第 106 回薬剤師国家試験　問 269 参照）
解答：4
1　×　母乳中への薬物の移行量はわずかであることからも，処方の中止を医師に連絡する必要はない．
2　×　母乳中への薬物の移行量はわずかであり，保育する幼児における最低用量を超えていないことからも，授乳を中止する必要は

ない．
3 × 母乳と粉ミルクで育児には差が出る．一般に，母乳は幼児に対して最良のものと考えられており，幼児の成長に必要な各種栄養成分が体内で消化・吸収されやすい状態で含まれている．また，母乳中への薬物の移行量はわずかであり，保育する幼児における最低用量を超えていないことからも，授乳を中止する必要はない．
4 ○ 母乳中への薬物の移行量はわずかであり，保育する幼児における最低用量を超えていないことからも，薬剤服用中でも授乳可能である．
5 × ロキソプロフェンもアセトアミノフェンと同様に，母乳中への移行が報告されている．

問 7 (2-3) (第 97 回薬剤師国家試験 問 267 参照)
解答：3，4
1 × 血清アルブミン濃度は，非妊娠時に比べて減少する．
2 × 血液胎盤関門も生体膜であるので，ほかの生体膜と同様，受動拡散機構によって多くの薬物は膜を透過する．
3 ○ 胎児の薬物代謝能は未発達であるため，胎盤に存在するシトクロム P450 などの薬物代謝酵素による代謝によって補われている．
4 ○ グルコースは促進拡散型のグルコーストランスポーターの GLUT1 および 3 によって輸送される．

問 8 (2-3) (第 104 回薬剤師国家試験 問 43 参照)
解答：1
1 ○ 分子量が大きいため透過しにくい．
2 × 脂溶性なので透過する．
3 × 水溶性であるが，輸送担体（トランスポーター）により透過す

る．
4　×　脂溶性なので透過する．
5　×　脂溶性なので透過する．

問 9（2-3） （第 104 回薬剤師国家試験　問 43 参照）
解答：2，5
1　×　胎盤において，層状構造をした細胞の集まりによって，母体血と，胎児血は完全に隔てられている．この細胞の層状構造が，血液胎盤関門とよばれる．
2　○　記述の通りである．
3　×　胎盤にはシトクロム P450 などの薬物代謝酵素が発現し，胎児の未発達な代謝能力を補っている．
4　×　IgG は胎盤を通過できる．
5　○　記述の通りである．

問 10（2-3）
解答：3，4
1　×　テトラサイクリンは乳汁中へ移行する．
2　×　インドメタシンは乳汁中へ移行する．
3　○　塩基性薬物のほうが乳汁中へ移行しやすい．
4　○　トレチノインは高脂溶性物質なので乳汁中に移行しやすい．
5　×　酸性薬物であるイブプロフェンは乳汁中へほとんど移行しない．

2-4　分布における相互作用
問 1（2-4）
解答：2，4
1　×　薬効の強さは血漿中非結合形薬物濃度に依存する．フェニトインが結合する血漿タンパク質はアルブミン．

2 ○ 記述の通りである．
3 × ワルファリンは出血作用があるため，妊婦には禁忌薬である．
4 ○ 記述の通りである．
5 × タンパク結合の阻害により，増大する

問 2 (2-4)

解答：1, 2

1 ○ 記述の通りである．
2 ○ 記述の通りである．
3 × インドメタシンは，アルブミンに結合する．一方，プロプラノロールは $α_1$-酸性糖タンパク質に結合する．
4 × イブプロフェンはアルブミンのサイトⅡに，ジクマロールはサイトⅠに結合する．
5 × タンパク結合の阻害があるが，代謝の阻害のほうが強く，クリアランスは低下する．

問 3 (2-4)

解答：3, 5
ジアゼパムは，アルブミンのサイトⅡに結合する．サイトⅡに結合する薬物を選ぶ．

問 4 (2-4)

解答：3, 5
フロセミドは，アルブミンのサイトⅠに結合する．サイトⅠに結合する薬物を選ぶ．

問 5 (2-4)

解答：2, 4
$α_1$-酸性糖タンパク質に結合する薬物を選ぶ．

問 6 (2-4)
解答：2, 4

α_1-酸性糖タンパク質に結合する薬物を選ぶ．

問 7 (2-4)
解答：2, 4

α_1-酸性糖タンパク質に結合する薬物を選ぶ．

問 8 (2-4)
解答：2, 4

イブプロフェンは，アルブミンのサイトIIに結合する．サイトIIに結合する薬物を選ぶ．

〔第3章 代 謝〕
3-1 薬物代謝酵素と代謝反応
問 1 (3-1)

1 ○ 記述の通りである．
2 × 肺，腎臓，皮膚，胎盤などでも行われる．
3 ○ 記述の通りである．
4 × 排泄されやすくなる．
5 × 可溶性画分やミトコンドリア画分にも存在する．
6 ○ 記述の通りである．
7 × CYPはおもに酸化反応を担う酵素である．
8 ○ 記述の通りである．
9 ○ 記述の通りである．
10 ○ 記述の通りである．

問 2 (3-1)
解答：1, 3

演習問題 解答編

1 ○ 記述の通りである．
2 × CYPはおもに小胞体（ミクロソーム画分）に存在する．
3 ○ 記述の通りである．
4 × CYPの基本的な代謝様式は，酸化反応である．
5 × CYPの基質特異性は低い．

問3（3-1）

解答：1，5

1 ○ 記述の通りである．
2 × 肝臓および小腸のいずれもCYP3A4が最も多く発現する．
3 × フェニトインとワルファリンは，いずれもおもにCYP2C9によって水酸化される．
4 × デキストロメトルファンは，おもにCYP2D6によって酸化される．
5 ○ 記述の通りである．

問4（3-1）

解答：2，4

1 × 抱合反応は，第Ⅱ相代謝反応に分類される．
2 ○ 記述の通りである．
3 × グルタチオン抱合体がメルカプツール酸として排泄される．
4 ○ 記述の通りである．
5 × 硫酸抱合では，薬物の水溶性は上昇する．アセチル抱合およびメチル抱合では低下する．

問5（3-1）

解答：1，2

1 ○ 記述の通りである．
2 ○ 記述の通りである．

3　×　CYP2C19により代謝活性化される．
4　×　腸内細菌により加水分解される．
5　×　6位水酸基のグルクロン酸抱合体が鎮痛作用を示す．

問 6（3-1）
1　酸化
2　抱合
3　抱合
4　加水分解
5　加水分解

問 7（3-1）
解答：2，4
1　×　アミトリプチリンの活性代謝物がノルトリプチリン．
2　○　記述の通りである．
3　×　サラゾスルファピリジンの活性代謝物が5-アミノサリチル酸．
4　○　記述の通りである．
5　×　モルヒネの活性代謝物は6位のグルクロン酸抱合体．

問 8（3-1）
解答：3
1　×　作用の持続化
2　×　消化管吸収の改善
4　×　標的指向性の向上
5　×　消化管吸収の改善

3-2　代謝酵素活性の個人差
問 1（3-2）
1　×　人口の1％以上の頻度で存在する変異が遺伝子多型と定義され

演習問題 解答編

ている．
2 ○ 記述の通りである．
3 × 代謝酵素活性の変動に伴い代謝物の AUC も変化する．
4 ○ CYP2D6 の PM では，CYP3A4 によるイミプラミンの活性代謝物 N-脱メチル体（デシプラミン）の生成が増大する．
5 × UGT1A1 の活性が低い人は，イリノテカンの副作用発現に注意を要する．
6 ○ 記述の通りである．
7 × 1～3歳児におけるテオフィリンの体重あたりのクリアランスは，成人より高い．
8 × 高齢者における肝代謝酵素活性は，若年者と比べて低い．
9 ○ 記述の通りである．
10 × 動脈血の酸素分圧の低下により，肝 CYP による薬物代謝活性は低下する．

問2（3-2）

解答：3，4

1 × CYP2C19 の PM は白人では 2～3％，日本人では約 20％である．
2 × PM 群のほうが血中濃度が高く，副作用発現率が高い．
3 ○ 記述の通りである．
4 ○ 記述の通りである．
5 × クロピドグレルは CYP2C19 により代謝活性化されるため，PM では抗血小板作用が低下する．

問3（3-2）

CYP2C19，アルデヒド脱水素酵素

3-3 代謝における薬物相互作用

問 1 (3-3)

1. ○ 記述の通りである.
2. ○ 記述の通りである.
3. × 誘導効果発現には, 数日または数週間を要す.
4. × CYPのヘム鉄に配位することにより代謝活性を阻害する.
5. × CYPのヘム鉄に配位することにより代謝活性を阻害する.
6. ○ 記述の通りである.
7. × CYP1A2が誘導されるので, テオフィリンの血中濃度は低くなる.
8. ○ 記述の通りである.
9. ○ CYP2C9の誘導によりワルファリンの血中濃度が低下する.
10. × CYP3A4の阻害によりフェロジピンの血中濃度が上昇する.

問 2 (3-3)

解答：1, 2

1. ○ 記述の通りである.
2. ○ 記述の通りである.
3. × チザニジンの代謝酵素であるCYP1A2を阻害する.
4. × 小腸のCYP3A4のみを阻害する.
5. × 代謝物がCYP3A4と複合体を形成することによる不可逆的な阻害.

問 3 (3-3)

解答：1, 5

1. ○ 記述の通りである.
2. × CYP2D6の誘導薬は知られていない.
3. × 喫煙はCYP1A2を誘導し, プロプラノロールなどの代謝活性を上昇させる.

4 × 核内レセプターに結合して代謝酵素の発現を誘導する．
5 ○ 記述の通りである．

問 4（3-3）
解答：2, 5
1 × PXR に結合して CYP3A4 を誘導する．
2 ○ 記述の通りである．
3 × CYP3A4 を誘導し，タクロリムスやシクロスポリンの血中濃度を低下させる．
4 × 小腸の CYP3A4 を阻害する．
5 ○ 記述の通りである．

問 5（3-3）
解答：2, 4
1 × バルプロ酸の代謝活性を亢進する．
2 ○ 記述の通りである．
3 × キサンチンオキシダーゼを阻害し，メルカプトプリンの血中濃度を上昇させる．
4 ○ 記述の通りである．
5 × 末梢組織におけるレボドパからドパミンへの代謝を阻害する．

問 6（3-3）
解答：5

問 7（3-3）
解答：2
1 はカナマイシン，2 はボリコナゾール，3 はモルヒネ，4 はレボフロキサシン，5 はロキソプロフェン．

問 8 (3-3)
解答：2
1 クラリスロマイシンが CYP3A4 を阻害し，シンバスタチンの血中濃度が上昇する．
2 セントジョーンズワートが CYP3A4 を誘導し，タクロリムスの血中濃度が低下する．
3 シプロフロキサシンが CYP1A2 を阻害し，テオフィリンの血中濃度が上昇する．
4 アロプリノールがキサンチンオキシダーゼを阻害し，メルカプトプリンの血中濃度が上昇する．
5 ミコナゾールが CYP2C9 を阻害し，ワルファリンの血中濃度が上昇する．

問 9 (3-3)
チザニジンの代謝酵素である CYP1A2 をフルボキサミンが阻害し，チザニジンの代謝が抑制された．

問 10 (3-3)
トリアゾラムの代謝酵素である CYP3A4 をリファンピシンが誘導し，トリアゾラムの代謝が促進された．

3-4 肝疾患時における薬物動態変動
問 1 (3-4)
解答：1, 3
残りの薬物は腎排泄型薬物．

問 2 (3-4)
解答：1, 3
残りの薬物は腎排泄型薬物．

問 3 (3-4)
解答：2, 3
すべての薬物は，肝臓で代謝される薬物である．2, 3 以外の薬物は，血流律速型の薬物である．

問 4 (3-4)
解答：1, 5
すべての薬物は，肝臓で代謝される薬物である．1, 5 以外の薬物は，肝固有クリアランス律速型の薬物である．

〔第4章　排　泄〕
4-1　腎排泄
問 1 (4-1)
解答：2, 4

問 2 (4-1)（第97回薬剤師国家試験　問131 参照）
解答：3, 5
トルエンは以下のように代謝を受けて，馬尿酸として排出される．

$$\underset{\text{トルエン}}{C_6H_5\text{-}CH_3} \rightarrow \underset{\text{ベンジルアルコール}}{C_6H_5\text{-}CH_2OH} \rightarrow \underset{\text{ベンズアルデヒド}}{C_6H_5\text{-}CHO} \rightarrow \underset{\text{安息香酸}}{C_6H_5\text{-}COOH} \rightarrow \underset{\text{馬尿酸}}{C_6H_5\text{-}CONHCH_2COOH}$$

したがって，選択肢のなかで馬尿酸として排泄されるものは，トルエンとベンジルアルコール．

問 3 (4-1)（第98回薬剤師国家試験　問44 参照）
解答：2
腎の最小単位のネフロンは腎小体と尿細管からなる．腎小体は毛細血管の束である糸球体とそれを包むボーマン嚢からなっている．

問4（4-1） （第102回薬剤師国家試験　問44参照）

解答：3

定常状態における血中薬物濃度（P），尿中薬物濃度（U），単位時間あたりの尿量（V）とすると，この薬物の腎クリアランス（CL_r）は $CL_r = \dfrac{U \times V}{P}$ で求まる．

それぞれに値を代入して計算すると，

$$CL_r = \dfrac{200\,(\mu g/mL) \times 1\,(mL/min)}{2\,(\mu g/mL)} = 100\,(mL/min)$$

問5（4-1） （第103回薬剤師国家試験　問46参照）

解答：2

$CL_r/GFR ≒ 1$　すなわち，$CL_r ≒ GFR$ の物質には，イヌリン，クレアチニン，アミノグリコシド抗菌薬などがある．

問6（4-1） （第103回薬剤師国家試験　問170参照）

解答：2，5

1　×　腎血流は，約1,200 mL/min．糸球体ろ過速度が100〜130 mL/min である．

2　○　有効ろ過圧（35 mmHg）＝毛細血管内圧（75 mmHg）－膠質浸透圧（30 mmHg）－ボーマン囊内圧（10 mmHg）．

3　×　pH分配仮説で考える．サリチル酸は酸性薬物なので，尿がアルカリ性になると，尿細管中ではイオン形の割合が増える．したがって，尿細管での再吸収が減少するので，腎クリアランスは大きくなる．

4　×　パラアミノ馬尿酸は，有機アニオン輸送系により近位尿細管から分泌される．血漿中濃度が増加すると，分泌の飽和が起こるため，腎クリアランスは小さくなる．

5　○　再吸収がないので，この薬物の尿中排泄は糸球体ろ過と尿細管

演習問題 解答編

分泌である．尿中薬物濃度＝糸球体ろ過濃度＋尿細管分泌濃度となる．糸球体ろ過される薬物は血漿中非結合形薬物なので血漿中非結合形薬物濃度である．したがって，尿中薬物濃度のほうが血漿中非結合形薬物濃度よりも尿細管分泌された薬物濃度分だけ高くなる．

問 7（4-1）（第 101 回薬剤師国家試験　問 169 参照）
解答：3，5
1　×　基底膜はシアル酸で構成されているので，陰性に帯電しており，塩基性薬物のほうがろ過されやすい．
2　×　投与された薬物のすべてが腎排泄によって消失する場合の腎クリアランスは全身クリアランスに等しくなる．
3　○　記述の通りである．
4　×　OAT1 は，近位尿細管上皮細胞の側底膜に存在し，血液側の有機アニオンを細胞内に取り込むトランスポーターである．
5　○　記述の通りである．

問 8（4-1）（第 105 回薬剤師国家試験　問 268 参照）
解答：5
1　×　沈降炭酸カルシウム錠が処方されていることから，患者は腎不全保存期あるいは透析期であることがわかる．アゼラスチン塩酸塩錠は，ロイコトリエンやヒスタミンなどの遊離抑制，拮抗作用を有するアレルギー疾患治療剤であり，腎機能に基づく特別な用量の調節を必要としない．
2　×　選択肢 1 の解説を参照．エバスチン錠は持続性選択的 H_1 受容体拮抗剤であり，腎機能に基づく特別な用量の調節を必要としない．
3　×　選択肢 1 の解説を参照．ケトチフェンフマル酸塩錠はアレルギー疾患治療剤であり，腎機能に基づく特別な用量の調節を必要

4 × 選択肢1の解説を参照．ジフェンヒドラミン塩酸塩錠はアレルギー疾患治療剤であり，腎機能に基づく特別な用量の調節を必要としない．
5 ○ 選択肢1の解説を参照．レボセチリジン塩酸塩錠は持続性選択的 H_1 受容体拮抗・アレルギー性疾患治療剤である．腎障害患者では用量調節が必要であり，重度の腎障害には禁忌となっている．

問9（4-1） （第105回薬剤師国家試験　問269参照）
解答：5
1 × 血漿タンパク結合率は，テルミサルタンは99％以上，レボセチリジンは92％であり，血漿タンパク結合能は高い．しかし，テルミサルタンの血漿タンパク結合をレボセチリジンが阻害するという記載はインタビューフォームにはない．
2 × テルミサルタンはほとんど代謝されず，未変化体として尿中に排泄されるので，レボセチリジンによる代謝阻害は起こらない．
3 × レボセチリジンが沈降炭酸カルシウムに吸着することはない．
4 × 活性代謝物は生成されない．
5 ○ 腎機能障害者では，レボセチリジンの腎排泄が遅くなるため，高い血中濃度が持続する．

問10（4-1） （第107回薬剤師国家試験　問46参照）
解答：4
イヌリンクリアランスを血漿中濃度と尿中排泄速度であらわすと，

$$イヌリンクリアランス = \frac{尿中排泄速度}{血漿中濃度}$$

となり，式を変換して，

尿中排泄速度＝イヌリンクリアランス×血漿中濃度となる．

4-2 胆汁中排泄
問 1（4-2）（第 98 回薬剤師国家試験　問 169 参照）

解答：1，4
1　○　記述の通りである．
2　×　一次性能動輸送によって毛細胆管に輸送される．
3　×　分子量が 350〜5,000 程度の薬物は胆汁中に排泄されやすい．
4　○　Disse 腔は不連続内皮細胞のためアルブミンと結合した薬物でも通過できる．
5　×　胆汁中に排泄された抱合代謝物は，腸内細菌などにより脱抱合を受け，小腸より吸収されることがある（腸肝循環）．

問 2（4-2）（第 101 回薬剤師国家試験　問 131 参照）

解答：1，4
1　○　化学物質の排泄経路は尿や胆汁排泄が主であるが，唾液腺，汗腺，涙腺，呼気などを介しても排泄されるため，例えば汗をぬぐったティッシュペーパーなどから薬物の摂取を証明することも可能である．
2　×　呼気中へ排泄される化学物質は揮発性が高く，血液への溶解度が低いという特徴をもつ．また，脂溶性が高い化学物質は一般に組織移行性が高く，呼気中には排泄されにくい．
3　×　胆汁排泄は，おもに P-糖タンパクや MRP などの ABC トランスポーターが担っているが，これらの輸送担体（トランスポーター）はグルクロン酸抱合体など一定の分子量をもつ化学物質を認識しやすい．
4　○　爪や毛髪は化学物質の排泄経路として知られており，過去の薬物摂取を証明するためのよい試料として利用される．

問 3 (4-2) (第 106 回薬剤師国家試験　問 45 参照)

解答：5

腸肝循環をする代表的な薬物には，モルヒネ，インドメタシン，ジゴキシン，ジクロフェナク，ワルファリン，エゼチミブ，フルバスタチン，ロスバスタチン，スピロノラクトン，ドキソルビシンなどがある（p.201 の Check Point 参照）．

問 4 (4-2) (第 107 回薬剤師国家試験　問 171 参照)

解答：2，4

1　×　シトクロム P450 による代謝を受けず，未変化体のまま胆汁中に排泄される．
2　○　記述の通りである．
3　×　プラバスタチンはキニジンの併用で中枢移行量が増えるという相互作用はない．
4　○　プラバスタチンの肝細胞内への取り込みに関与する有機アニオントランスポーターOATP をシクロスポリンが阻害するために，プラバスタチンの血中濃度が上昇する．
5　×　プラバスタチンを肝細胞内へ取り込むトランスポーターは有機アニオントランスポーターOATP である．

問 5 (4-2) (第 105 回薬剤師国家試験　問 173 参照)

解答：1，3

1　○　胆管側細胞膜上に発現している，輸送担体（トランスポーター）は，MDR1（P-糖タンパク質），MDR3，BCRP，BSEP，MRP2 など ATP の加水分解エネルギーを直接利用した一次性能動輸送体である．
2　×　ヒトでは分子量 500 を超えると胆汁中に排泄されやすくなる．また，グルクロン酸抱合体や硫酸抱合体などになると輸送担体の基質になるため排泄されやすくなる．

演習問題　解答編

3 ○　記述の通りである．
4 ×　β-グルクロニダーゼが阻害を受けると，グルクロン酸抱合の脱抱合が起こらないので，腸肝循環により腸管から再び吸収されることなく糞便中に排泄されるので，血中濃度時間曲線下面積は減少する．
5 ×　薬物の肝クリアランスは，肝臓での代謝クリアランスと胆汁中への排泄クリアランスの和である．

4-3　排泄における薬物相互作用
問1（4-3）（第105回薬剤師国家試験　問175参照）
解答：2, 3
1 ×　レボドパは血液脳関門の中性アミノ酸トランスポーターを介して脳内に移行し薬効を示す．カルビドパは末梢のドパ脱炭酸酵素阻害作用によりレボドパの分解を阻害するため，レボドパの脳内濃度が上昇する．
2 ○　ジゴキシンは尿細管刷子縁膜側に局在するP-糖タンパク質により尿細管管腔側へ排出される．キニジンはジゴキシンのP-糖タンパク質による尿細管分泌を阻害するため，ジゴキシンの血中濃度が上昇する．
3 ○　メトトレキサートは有機アニオントランスポーターを介して尿細管分泌される．プロベネシドは有機アニオントランスポーターを阻害するため，メトトレキサートの血中濃度が上昇する．
4 ×　メトホルミンは有機カチオントランスポーターを介して尿細管分泌される．シメチジンは有機カチオントランスポーターを阻害するため，メトホルミンの血中濃度が上昇する．
5 ×　ロキソプロフェンの添付文書によると，ロキソプロフェンなどの非ステロイド性消炎鎮痛剤はプロスタグランジンの合成を抑制することにより，腎の水分および電解質の代謝に影響する可能性がある．よって，血清リチウム濃度が上昇すると考えられ

る．

問 2（4-3）（第 107 回薬剤師国家試験　問 47 参照）
解答：5
キニジンは弱塩基性薬物なので，尿の pH をアルカリ性にする炭酸水素ナトリウムを併用するとキニジンの分子形分率が上昇し，腎尿細管再吸収が促進され，キニジンの血中濃度が上昇する．

問 3（4-3）（第 107 回薬剤師国家試験　問 266 参照）
解答：5
1　×　ドキソルビシンはメトトレキサートとの相互作用はない．
2　×　ファモチジンはメトトレキサートとの相互作用はない．アゾール系抗真菌薬（イトラコナゾール）と併用注意である．ファモチジンの胃酸分泌抑制作用によりアゾール系抗真菌薬の経口吸収を低下させる．
3　×　メトトレキサートの輸送に関与するトランスポーターは有機「アニオン」トランスポーター
4　×　酸化マグネシウムもメトトレキサートも小腸管腔側に局在するP-糖タンパク質の基質ではない．メトトレキサートは腸肝循環を行わない．
5　○　ロキソプロフェンは有機アニオン系薬物（弱酸性薬物）なので尿細管における有機アニオントランスポーターOAT3 を介するメトトレキサートの分泌を競合的に阻害する可能性がある．

問 4（4-3）（第 107 回薬剤師国家試験　問 267 参照）
解答：1
1　×　メトトレキサート（MTX）大量投与を含む化学療法における副作用軽減目的では，錠剤内服ではなく，ホリナートカルシウム注の投与が妥当．

2 ○ 解説1を参照.
3 ○ 尿のアルカリ化を目的として前投与される.
4 ○ MTXの血中濃度により,ホリナートカルシウムの増量投与・救援投与の延長などを考慮する.
5 ○ ロキソプロフェンのプロスタグランジン合成阻害作用による腎血流の低下およびナトリウム・水分貯留傾向のため,MTXの排泄が遅延し副作用が増強される可能性がある.

問5（4-3）（第101回薬剤師国家試験 問170参照）
解答：1, 4
1 ○ エリスロマイシンはCYP3A4を阻害するので,シンバスタチンの血中濃度を上昇させる.
2 × リファンピシンはCYP3A4を誘導するので,トリアゾラムの血中濃度は低下する.
3 × コレスチラミンは陰イオン交換樹脂なので,酸性薬物であるプラバスタチンを消化管内で吸着し,消化管吸収を阻害する.したがって,プラバスタチンの血中濃度は低下する.
4 ○ 塩基性薬物のプロカインアミドの腎排泄は,有機カチオントランスポーター（OCT）を介して尿酸管から分泌される.シメチジンはOCTに対する親和性が非常に強く,ほかの塩基性薬物の分泌を阻害する.したがって,プロカインアミドの血中濃度が上昇する.
5 × アスピリンはワルファリンの血漿タンパク質からの遊離を促進し,組織移行性を増大させる.したがって,ワルファリンの血中濃度は低下する.

伊藤　清美（いとう　きよみ）
武蔵野大学薬学部薬物動態学研究室教授
- 1989年　東京大学薬学部卒業
- 1991年　東京大学大学院薬学系研究科修士課程修了
　　　　東京大学医学部附属病院薬剤部助手
- 1996年　東京大学薬学部助手
　　　　東京大学より博士(薬学)授与
- 1997年　北里大学薬学部講師
- 2001年　英国Manchester大学薬学部博士研究員
- 2003年　星薬科大学助教授
- 2009年　4月より現職

専門：薬物動態学
東京都出身．

荻原　琢男（おぎはら　たくお）
東京理科大学薬学部生命創薬科学科創薬資源開発学講座教授
- 1983年　青山学院大学大学院理工学研究科修了
- 1983年　持田製薬㈱入社
- 1994-95年　金沢大学薬学部辻研究室に国内留学
- 2000年　金沢大学より薬学博士授与
- 2006年　高崎健康福祉大学薬学部教授
- 2024年　4月より現職

専門：医薬品の生体内動態，トランスポーター

横浜市出身．横浜ベイスターズのファン．金沢の夜（日本酒，寒ぶり，香箱がに，ホタルイカ）をこよなく愛す．
趣味はラグビー，フルート．

宮内　正二（みやうち　せいじ）
東邦大学薬学部薬物動態学教室教授
- 1984年　東京大学薬学部卒業
- 1989年　東京大学大学院薬学系研究科博士課程修了（薬学博士授与）
　　　　日本学術振興会特別研究員
- 1991年　北海道大学薬学部助手
- 1998年　北海道大学大学院薬学研究科助教授
- 2008年　松山大学薬学部教授（薬剤学研究室）
- 2011年　4月より現職

専門：薬物動態学，膜の生物物理化学，トランスポーターの輸送分子機構
松山市出身．

京都廣川"パザパ"薬学演習シリーズ❾
生 物 薬 剤 学 演 習〔第2版〕

定価（本体3,400円+税）

2012年3月2日　初版発行Ⓒ
2024年8月26日　第2版発行

著　　者　　伊　藤　清　美
　　　　　　荻　原　琢　男
　　　　　　宮　内　正　二

発　行　者　廣　川　重　男
印刷・製本　日本ハイコム
表紙デザイン　㈲羽鳥事務所

発行所　**京 都 廣 川 書 店**
　　　　東京事務所　東京都千代田区神田小川町2-6-12 東観小川町ビル
　　　　　　　　　　TEL 03-5283-2045　FAX 03-5283-2046
　　　　京都事務所　京都市山科区御陵中内町　京都薬科大学内
　　　　　　　　　　TEL 075-595-0045　FAX 075-595-0046
　　　　　　　　　　URL：https://www.kyoto-hirokawa.co.jp/

ISO14001取得工場で印刷しまし